让孩子ᶻᶻᶻ 吃饭香、 睡眠好、 少生病

[加]米医生 著

中国友谊出版公司

本书推荐的药方仅供参考，

请读者在专业医师指导下辨证用药。

你的爱，才是治愈孩子的良药

你好，我是米医生，是一位中医博士，也是两个 5 岁双胞胎男宝的妈妈。

我们家是医学世家。2016 年，我和志同道合的伙伴们一起创建了素问中医——一个线上线下一体化的儿童医疗平台，在全网积累了数百万粉丝，也已经为十多万用户提供了诊疗服务。

01

我生宝宝生得很晚，而且还是双胞胎，他们都有点先天不足，从小就体弱多病。哥哥叫哼哼，弟弟叫哈哈。他们哼哈二将就是来人间守护我的两个小天使。

如果说哥哥是盐，那弟弟就是糖。哥哥像一个核桃小小酥，咸咸的，入肾水，比较理性冷静。弟弟则更像一颗山药豆沙包，甜甜的，入脾土，甚至甜入心那种，比较感性。

哥哥的作息很规律，能集中注意力，该做什么的时候做什么。生物钟也很准，睡觉起床，到点就进入状态，像个小机器人儿一样。他就好像是一个小学者，做什么都一本正经的样子。

弟弟呢，用一句诗来形容就是"最喜小儿无赖，溪头卧剥莲蓬"。他爱黏人，有时候还爱耍赖，该睡不睡，该醒不醒，特别喜欢吃，尤其是口味偏重的食物。

但是，无论哥哥还是弟弟，都是很温暖的。只不过，弟弟的温暖像阳光，热烈一点；哥哥的温暖像夏夜的月光，淡然一点。当我劳累了一天，晚上回到家的时候，看到他们安然入睡的样子，心里就会涌起阵阵暖流。但偶尔也会自责，要是自己有更多时间陪伴照顾他们该多好啊！

02

哥哥和弟弟成长的过程就是受病、受苦的过程，黄疸、湿疹、拉肚子、便秘、积食、发烧、咳嗽、过敏性鼻炎、腺样体肥大……可以说，他们把小孩子成长过程中所有可能得的基础性疾病都经历了一遍。

所以有时候，我会觉得哥哥和弟弟就是上天派来的老师，来教我如何育儿，如何治疗不同的儿童疾病。

因为他们是过敏体质，哥哥偏阴虚，弟弟偏阳虚，但凡季节变化，但凡班里有个风吹草动，他们都会在前期就出现病症。而且常常是哥哥生完病，弟弟接着生病；然后调理好以后，又出现过敏。等到好些了，一去幼儿园，不久就又被感染生病了。

我记得他们生病最严重的一次是2018年的冬天，正是哥哥弟弟1岁多的时候。弟弟发病很严重，因为我和孩子爸爸都是医生，一开始不愿意用抗生素，但是他们实在太难受了，心不忍，最后半夜送到医院给打了点滴。

症状是控制住了，但是过几天又开始发烧了。当时我因为工作去北京出差，还在高铁上，接到电话的时候，感觉天都要塌下来了。我像任何一个妈妈一样，心里很着急，慌张到手忙脚乱，慌张到不知所措。

幸好孩子爸爸比较理性，最后还是用中医的方法治好了。

03

有空的时候，比如周末，我还会带孩子们去小区或者公园玩。我带着哥哥和弟弟接触大自然，玩沙坑，玩梭梭板，骑自行车，跑跑跳跳。

有时候遇到邻居也带着小孩出来玩，小孩子嘛，要不了多久就热络起来一起玩了。熟悉了，有时候弟弟会问："小姐姐、小哥哥多大了啊？"一问才发现，原来是小弟弟和小妹妹……

我家哥哥和弟弟的确个头比较小，他们似乎永远都是班里长得最小的孩子。我不想他们因为身高的问题种下自卑的种子，所以在这方面我是费了很多心的。

不过由于一直体弱多病，个头长得还是不够理想。

直到上海疫情封控期间，因为我有了大量的空闲时间，能天天和他们待在一起，这才把他们俩的脾胃、体质和睡眠调理好，再加上运动和食疗的助力，才让他们的身高跟了上来。

04

是哥哥和弟弟让我对中医，对医疗尤其是对小孩子的调理，有了不断实践、不断精进的动力。

而且欣慰的是，我也做到了，哥哥和弟弟的健康就是最好的证明。这本《让孩子吃饭香、睡眠好、少生病》也是一个很好的证明。

　　在这本书里面，我把我自己这么多年以来，在学习和实践中摸索总结出来的经验做了一个系统的汇总。我总结出了养出健康孩子的五大标准：

　　运化好、睡得好、运动好、心情好、不生病。

　　我坚信，按照书中的理念和具体调理方法，做到这五点，一定有利于孩子的健康。

　　最后，希望看完我写的这本书，你和你的孩子能从中受益，千千万万的家庭也都能拥有健康，拥有幸福。

目录

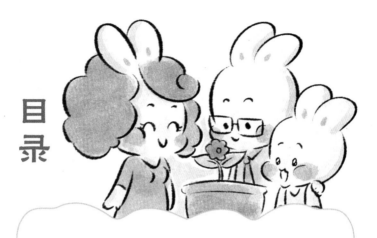

02 好氛围，好情绪，
才能养出好孩子

002　孩子爱生病的根源是什么

008　孩子爱顶嘴，真是坏事吗

014　这些时候千万别责骂孩子

020　为什么我宁愿孩子成绩中等

027　这些你以为的"为孩子好"，
　　　正在伤害孩子

孩子很多毛病，都是被"喂"出来的

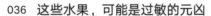

036 这些水果，可能是过敏的元凶
040 牛奶当水喝，真的有助于长高吗
045 敢给娃多吃肉的爸妈，都是真"勇士"
051 让孩子少吃冷饮
058 这些逢年过节必备的诱人食物，
千万让娃远离

孩子睡觉毛病多怎么办

064 为何小小年纪，就成了"起床困难户"
070 晚睡的孩子爱生病、长不高
074 孩子睡觉哭闹，其实是在向你发求助信号
080 你家孩子还在做这种睡眠训练吗？当心猝死
085 睡觉总磨牙，是蛔虫在作怪吗
090 孩子尿床千万别骂，是身体出问题了

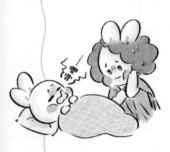

怎样让孩子的脾胃更加强壮

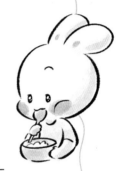

096　脾的"运化"对孩子成长发育有多重要

101　为何孩子容易反复积食

107　长期大便前干后稀，是什么原因

112　孩子老是没食欲，是脾胃不工作了

117　导致孩子厌食的这种病菌，你家餐桌上可能就有

122　靠喝粥养脾胃？大错特错

这些问题，都是过敏惹的祸

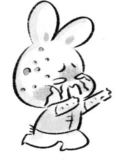

130　怎么判断孩子是否属于过敏体质

136　到底什么是发物？最全发物列表在这里

141　反复发炎肿大的扁桃体要不要割

147　腺样体手术后，为什么仍鼻塞打呼

153　宝宝长痱子怎么办

159　湿疹除了抹激素药膏还有其他疗法吗

06 感冒、咳嗽、发热了莫慌

168　5 步辨别咳嗽类型

173　宝宝有痰吐不出怎么办

183　4 个简单又好用的通鼻法

189　孩子发热，别着急送医院

196　流感高烧后，怎样让孩子快速恢复抵抗力

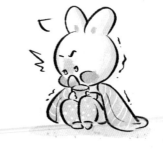

07 孩子出现奇奇怪怪的症状，该怎么办

202　为何春天一到，流鼻血的孩子就特别多

209　嘴唇又干又肿，总爱舔，只是因为缺水吗

214　爱啃指甲、脾气不好、睡不踏实，
　　　是哪里出问题了

219　睡眠充足怎么还会有黑眼圈

225　为何小小年纪总是大汗淋漓？你了解卫气吗

230　流口水不是小事，会影响娃的智力和神经发育

236　8 岁女孩来月经？你的喂养方式出问题了

241　吃饭肚子痛、肋骨痛是啥情况

246　孩子久咳不愈、挤眉弄眼，是什么原因

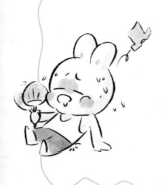

父母是孩子最好的医生

252 得了这些病，不用急着带娃去医院
258 学会看舌相，能解决困扰你的很多问题
265 孩子开学后总是生病怎么办
270 腹泻、呕吐怎么治
276 让孩子在生长发育黄金季长高高、长肉肉

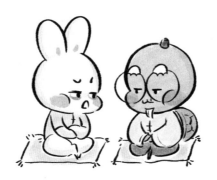

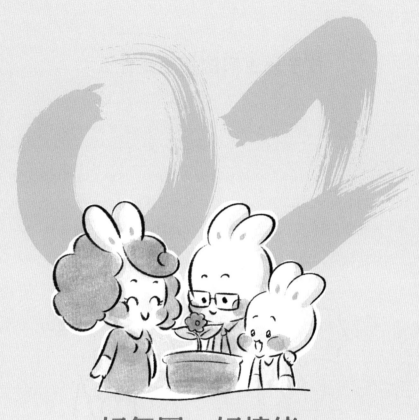

好氛围，好情绪，
才能养出好孩子

孩子爱生病的根源是什么

前一阵，一对父母和外婆带着孩子来就诊。他们是特地从海宁坐高铁赶到上海的。进诊室后，与以往不同，这次主要是外婆与我交流孩子的情况。看得出，这是一个在外婆的细心呵护下长大的孩子。

我问外婆："孩子有什么问题吗？"

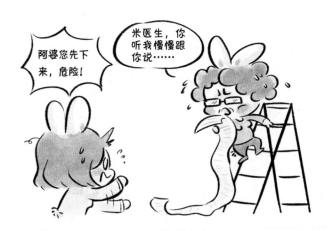

外婆拿起一张事先写满字的 A4 纸，戴上眼镜，滔滔不绝地说起来。从孩子小时候多久发一次烧到什么时候开始胃口变得不好，不肯吃饭……所有细节如数家珍，甚至孩子每次咳嗽感冒的症状，都记得清清楚楚。

听到后面，我终于明白了。小患者今年 10 岁，身高 144 cm，体重 26 kg，平时脾气有点急。全家人都想不明白，为什么孩子整天没胃口吃饭？用外婆的话来说，孩子手臂细得像能折断的筷子，这真是愁死人了……

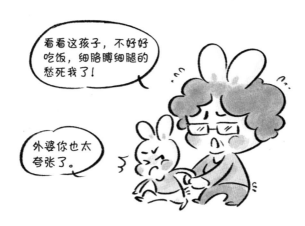

在外婆的长篇大论中，我抓到两个反常的信息点：一是她说孩子在家里吃饭没胃口，但只要爸爸妈妈带孩子去饭店，他就能吃很多，甚至能吃到胃不舒服；二是孩子特别不喜欢暑假，抱怨在家里没劲，宁可开学去上学。在家里吃饭没胃口，到外面吃就很正常；不喜欢放暑假，却喜欢开学，喜欢去学校。

于是，我转头问妈妈："平时家里氛围怎么样？"

这时候妈妈突然面露难色，问我能不能让孩子回避一下。

我说没问题。

接着，妈妈说了一件最近刚刚发生的事。

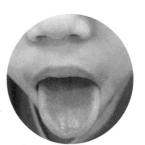

妥妥的脾虚舌头

她说，前几天晚上，全家人刚吃完晚饭，孩子看见爸爸带回来一盒月饼，就对她说想吃月饼。她说，晚饭不好好吃，现在却要吃月饼，不可以。正当她在教育孩子时，在旁边收拾碗筷的外婆听见了，怒气冲冲地跑过来，又把孩子批评了一顿。

于是这个 10 岁的孩子彻底受不了了，大哭大叫道："为什么你们两个人都要批评我？！"

说到这儿，外婆把话接了过来，她对我说："米医生，你真的不知道我的压力有多大，外孙出生后我是一把屎一把尿地拉扯大的，外孙一直嫌我啰唆，可我没办法啊！您是不知道，每次只要孩子一生病，所有人都会责怪我。对于孩子的事情，我真的很认真、很仔细，方方面面都要考虑周全。可是这几年，我自己身体越来越差了，每天靠吃安眠药才能入睡，而且长期便秘。我老伴也刚刚搭了心脏支架，没有人能帮我，我自己也是越来越瘦。"

听完外婆的补充，我终于明白了，这个孩子的厌食完全是因为家庭氛围所致，外婆的那种无比认真负责、不能出一点点错的焦虑都传递给了孩子。外婆活得很紧张，很焦虑，很不快乐，孩子也跟着很紧张，

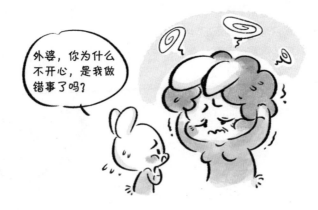

很压抑，很不快乐。

试想一下他们吃饭的情景，很有可能是这样的：

孩子不想吃蔬菜，只想吃糖醋排骨，外婆会觉得这样不对，应该荤素搭配，吃饭全程都在唠叨孩子，批评孩子，要多吃蔬菜。接着孩子提出用糖醋排骨汤汁拌饭吃，外婆又会觉得这样不对，红烧酱油很咸，拌饭吃对身体不好，又继续批评孩子要多吃蔬菜。被拒绝两次后，孩子提出想用番茄鸡蛋汤泡饭吃，外婆又觉得这样不对，饭是饭，汤是汤，吃完饭再喝汤。

外婆有错吗？没错。可吃一顿饭，那么多批评，那么多对错，谁还有胃口吃饭？如果在生活中处处都是这样，这个孩子当然很紧张，一定会肝气不舒，他时时刻刻担心外婆又要批评他了，他所有的心性、自我、情绪都被压抑了。

孩子的生理特征是什么？肝常有余，脾常不足。孩子往往肝气过旺怎么办？是打压它吗？是抑制它吗？大错特错。

不但不能打压，而且还要帮他把多余的肝气疏泄出去。怎么疏泄？多引导、肯定、赞赏他。多带他运动，多让他在自然环境里跑一跑。

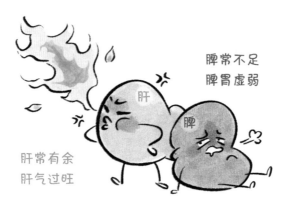

脾常不足
脾胃虚弱

肝

脾

肝常有余
肝气过旺

如果一味打压，一味传递焦虑、紧张的情绪给他，最后会怎么样？肝气得不到抒发，全部压抑在身体里，时间越久，郁积得越强。当肝气过于强盛，则会克土克脾胃太过，造成脾虚。这就相当于把一棵参天大树栽在一个小的盆里，这个小的盆里的土怎么受得了呢？这棵参天大树就是过郁的肝气，这个小盆就是脾胃。当脾胃被肝气过克，脾胃伤了，这个孩子当然就会没有胃口，吃下去的东西也不能被脾胃运化成气血，长此以往，当然越来越瘦了。

很多时候，疾病的根源来自家庭或我们最亲近的人。这个孩子吃药是其次，真正的解药是家庭氛围的转变，是父母、外婆与孩子相处模式的转变。我对外婆说，有一种爱叫放手，接下来孩子的教育问题应该让爸爸妈妈来负责了。外婆要做的是：把自己的身体照顾好，睡眠好了，便秘和焦虑也会缓解的。

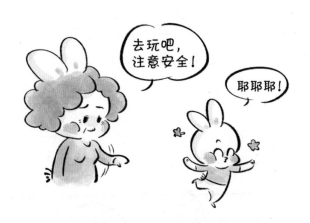

纪伯伦有一首诗，在此送给所有焦虑的家长：

你的子女，其实不是你的子女。

他们是生命对于自身渴望而诞生的孩子。

他们借助你来到这个世界，

却非因你而来，

他们陪伴你，却并不属于你。

你可以给予他们你的爱，

却不是你的想法，

因为他们有自己的思想。

你可以庇护的是他们的身体，

却不是他们的灵魂，

因为他们的灵魂属于明天，

属于你在梦境中也无法达到的明天。

你可以拼尽全力，

变得像他们一样，

却不要让他们变得和你一样，

因为生命不会后退，也不在过去停留。

你是弓，

儿女是从你那里射出的箭。

弓箭手遥望未来之路上的箭靶，

用尽力气将你拉开，

使箭射得又快又远。

怀着快乐的心情，

在弓箭手的手中弯曲吧，

因为他爱一路飞翔的箭，

也爱无比稳定的弓。

每个人都是
独立的个体

放手他才能
飞得更远

孩子爱顶嘴，真是坏事吗

门诊时，经常有宝妈向我抱怨，孩子爱顶嘴，自己快被气得肝郁了。比如当她指出孩子吃饭时不能看 iPad、不能看电视时，孩子会顶嘴说："为什么爷爷可以看，我不能看？"或者，催促孩子快点上床睡觉，再不睡觉就要打屁股时，孩子会顶嘴说："你打呀你打呀，打了我就打110，让警察抓走你……"

我也有如此经历，我家哈哈会对我说：

"妈妈，你犯错了，拿小棍子自己打自己去……"

"妈妈，你口说无凭……"

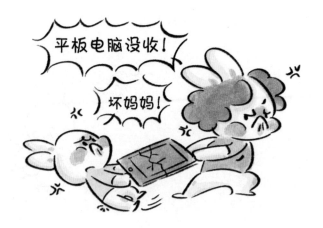

孩子爱顶嘴，怎么办？其实在我看来，孩子会顶嘴，真的不全是坏事。首先，说明孩子开始独立思考，对这个世界开始有了自己的想法。其次，说明他在和你沟通，他听进了你的话，并给予了反馈。最可怕的是那些天天喊着"不要不要"的孩子，对你的话充耳不闻的冷漠。

当然，我认为最重要的是孩子会顶嘴，说明孩子愿意把内心对你的不满说出来，而不是一声不吭地闷在心里啊！小儿肝常有余，把不开心的情绪通过语言疏泄出来，对孩子来说，肝气调畅真的很重要。

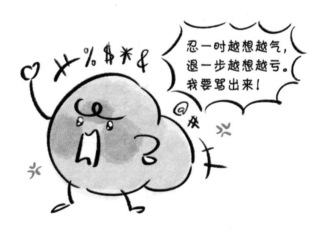

相反，根据我在门诊上的经验，有些爸爸妈妈眼里的乖孩子——内心敏感，心思细腻，打不还手，骂不还口，把想法都藏在心里的孩子，往往很容易出现下面的问题：

一、积食

导致孩子积食的原因有很多：第一，脾虚。小儿肝常有余脾常不足，脾虚的小儿会积食。第二，家长喂养不当。让孩子吃得太多，小儿也会积食。第三，情绪问题。如今很多父母在孩子养育上很焦虑，这种焦虑情绪是会影响到孩子的，使孩子不敢说出自己的想法，不敢还嘴，怕爸爸妈妈不开心，有什么情绪也一直压抑着，慢慢就会肝失疏泄，从而影响到脾的运化。

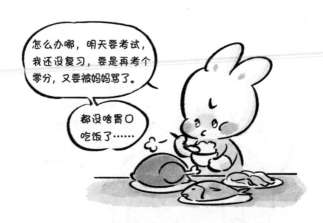

这跟成人面对自己上司不敢还嘴，不敢说出心里的想法，是一样的道理。小儿容易积食脾虚，一定程度上跟小儿生理特征有关，但如果这个孩子反复严重积食，我可以打包票说：这个孩子背后一定有个喂养不当或者氛围焦虑的家庭。

二、啃指甲

关于啃指甲我写过一篇文章，这些孩子往往内向害羞，不会顶嘴，都是父母眼里的乖宝宝。

中医认为，肝主筋，甲为筋之余。你可以认为指甲是肝的余气，在中医的理论中，指甲本身就是一味疏肝的中药，当孩子紧张、焦虑、压抑、抑郁，情绪得不到疏泄时，就会下意识地去啃手指甲来疏泄肝气。

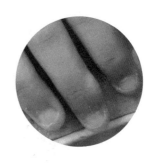

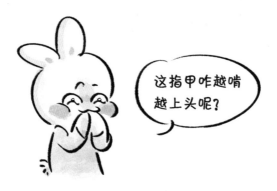

这指甲咋越啃越上头呢？

三、腹痛，肠易激

孩子吃饭吃得好好的突然就腹痛了，要准备出门上学了腹痛腹泻了，要考试了腹痛上厕所了……去医院做了很多检查，没有任何器质性问题，于是找中医大夫来治。我治过很多这样的孩子，他们都是爸爸妈妈眼里的乖孩子，但身体很诚实啊！

这种腹痛就是肠易激。肠易激其实就是中医理论里的肝脾不和，肝木克脾土。孩子虽然不会说，但内心是有压力和紧张情绪的，于是表现出腹痛、腹泻。所以，我认为与其让孩子把所有的情绪压抑在心里，

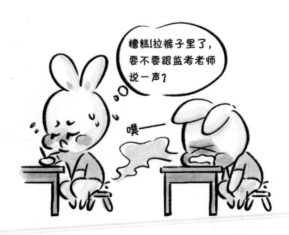

"憋"出"病"来，不如适当允许孩子还嘴，把肝气疏泄出来。

剩下我们要做的就是引导孩子。

1. 先认同孩子的感受，如果当时情绪失控，等孩子把话说完，让他发泄情绪。

2. 等双方平静后，抱一抱孩子，抚摸他的背，再发表彼此的看法。

3. 尽量不对孩子说："你是错的。"与其告诉孩子"这是错的"，不如告诉孩子什么才是对的，什么才是更好的。

甚至，我认为会顶嘴的孩子往往更聪明，更有主见，这时候父母就要刻意减少说教。比如孩子想考个很好的初中时，与其用说教式的："你想考这个学校，必须好好学习，成绩必须达到多少多少。"不如换过来引导他："你想考这个学校啊，那妈妈陪你看看这个学校录取分数是多少，我们应该怎样努力达到呢？"

世上没有十全十美的家长，更没有十全十美的孩子。我们总是在矛盾与碰撞中，与孩子共同成长。

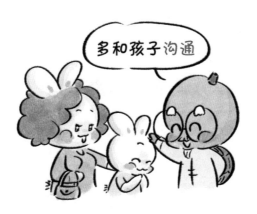

　　说到底，想让孩子长大后更独立，就要适当接纳他现在独立思考后的"顶嘴"，然后再反馈给他真正有价值的引导，这才是我们父母更应该做的事。

这些时候千万别责骂孩子

临近中考时，孩子跳楼的新闻真不少，我印象最深的是一个 17 岁男孩，因为家长批评了几句，直接从 9 楼跳下身亡了。有的网友评论说："我们的孩子变得如此脆弱了？"也有网友说："肯定是妈妈批评得太过了。"

我自己也会注意，当我家哈哈犯错，被当众责骂后，晚上睡觉会满床翻滚。如果孩子真的做错了，适当教育和批评是正常的，但并不是任何时候都适合批评孩子。

明朝大思想家吕坤曾提出过"七不责"，原文是：卑幼有过，慎其所以责让之者。对众不责，愧悔不责，暮夜不责，正饮食不责，正欢庆不责，正悲忧不责，疾病不责。大致意思是：年幼的孩子有过失时，责备应该慎重。在众人面前不责备；孩子已经惭愧后悔了不责备；夜晚不责备；正在吃饭的时候不责备；正在欢庆时不责备；正在忧伤时不责备；正在患病时不责备。

此话一出，就知道这位吕先生对中医颇有研究，因为把这"七不责"放在中医的角度来看，真的发人深省！

一、对众不责：防肝郁

有些家长喜欢在众人面前批评孩子，一来会让孩子更"长记性"，二来好让外人感到自己严于家教。可事实上，这种做法不仅会严重伤害孩子的自尊心，久而久之更会让孩子肝郁。中医认为肝与木相对应，肝喜条达，肝气不喜欢被压制，尤其是孩子肝常有余，他们更不喜欢被压制了。

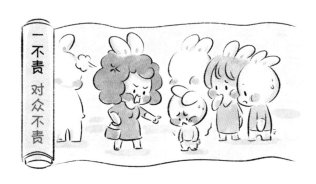

当众批评责罚孩子，他们的情志（肝主情志）会感到压抑，气机就会受阻，这正是肝气郁结的重要原因。肝气郁滞了，气血如何通畅？拿什么濡养脏腑？这样的孩子能健康茁壮成长吗？显然不能！

二、愧悔不责：防伤脾

正常情况下，孩子做错了事，心里多少会有懊悔之意，但有时候父母在气头上，很难控制情绪，结果就是一个劲地批评孩子，这时候严厉批评，会加重孩子的忧虑与懊恼。时间一长会伤到孩子的后天之本——脾。小儿本来就脾常不足，想办法补脾都来不及，又怎么能用责骂去伤脾呢？

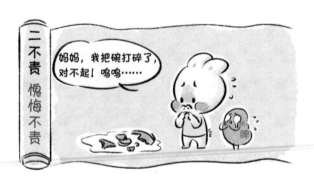

三、暮夜不责：防夜惊

大多数父母都是上班族，早出晚归，白天微信群里被老师点名，憋了一肚子火，怎么办？晚上到家后，加班加点地狠狠教育批评孩子！孩子与成人不同，他们脏腑娇嫩，心神容易受惊吓而怯弱。尤其晚上夜幕降临，阴气较重，过于严厉的责骂会让孩子心神涣散，甚至出现夜啼夜惊。

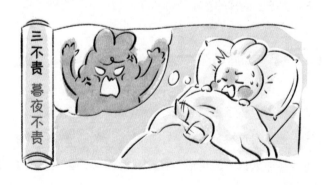

四、饮食不责：防伤胃

我相信，几乎所有家长都在孩子吃饭时，叨叨过他们这个不好，那个不好。甚至，有些父母从吃早饭就开始念叨了。可怜天下父母心，望子成龙，望女成凤。为什么吃饭的时候，不应该去批评孩子呢？本来吃饭是一件开心的事，一顿批评后，再美味的食物咽下去也味同嚼蜡了。

与上司进餐是什么感受，那责骂孩子时，孩子吃饭就是什么感受。很多人吵架后吃不下饭，成年人工作压力大后都会得胃病，更何况孩子呢？中医里称"肝木克脾土（脾胃）"，长此以往，孩子的胃口一定会受到影响。

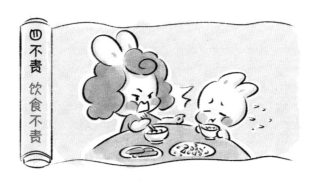

五、欢庆不责：防伤心

为什么孩子高兴的时候也不能批评？中医认为五脏之中，心应喜。孩子高兴的时候责骂孩子，真的会伤了孩子的"心"。心主血脉，心主神志，孩子心情好的时候，可以适时引导教育。

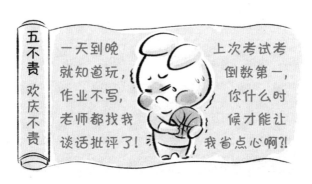

六、悲忧不责：防伤肺

中医认为五脏之中，肺对应悲，很多肺部疾病，都与悲这个情绪有关。大悲是伤肺的，孩子不高兴的时候已经很悲伤了，再去责骂他，岂不是悲上加悲吗？

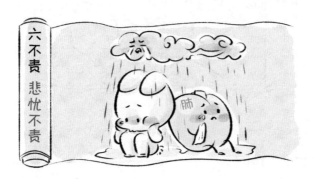

七、疾病不责：防难愈

接诊时，我见过很多父母训斥已生病的孩子。孩子生病时，本来就正气偏弱，再加上身体不舒服，就更容易哭闹，这个时候应该无条件接纳孩子的情绪，安抚孩子，责骂只会加重孩子的病情。

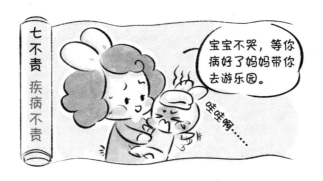

那究竟什么时候教育孩子合适呢？套用中医"三因制宜"理念：因时制宜、因地制宜、因人制宜。

选择孩子心情愉悦的时候，单独和孩子在一起慢慢开导，而不是盲目训斥。对于性格外向的孩子，可适当加大批评教育的力度，对于性格内向的孩子，则要有耐心地启发教育。

每一位父母都爱自己的孩子，但爱也是要讲究方法的。

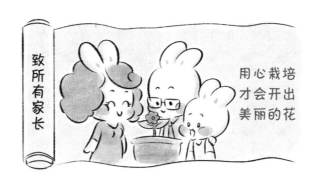

为什么我宁愿孩子成绩中等

对大多数学习成绩较差的同学来说，班级前三意味着什么？意味着收割——同学的眼红，老师的表扬，父母的宠爱……但是直到有一天，我当了医生，这种幻象被彻底打破，我彻底体会到排名前三带给孩子的到底是什么。

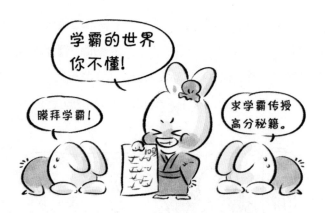

之前我诊疗过三个小患者，都是读书超好，排名前三的优等生，可身体都出现了问题。

第一个小患者，8 岁。他的妈妈主诉：孩子经常在起床后，肚脐周围痛，还经常想呕吐，这种症状大概持续了 5 个月。他们特地去

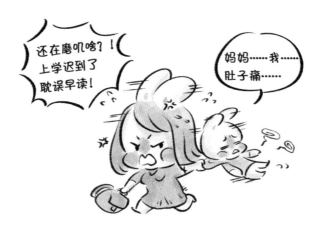

医院检查过，没有任何问题。另外，孩子咬指甲非常厉害，偶尔咳嗽、流清水鼻涕。妈妈知道孩子有过敏性鼻炎，但过敏性鼻炎很好控制，妈妈困惑的是：孩子为什么老是肚子疼，还想吐？尤其每天早上上学出门前，越催孩子抓紧时间，孩子越闹肚子疼，妈妈认为这很耽误学习。

看一下这孩子舌相，再看被咬的手指甲。心火很旺，舌中凹陷说明脾虚。

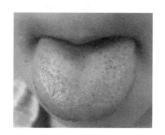 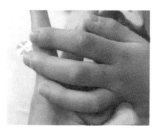

我问妈妈："孩子有什么压力吗？紧张吗？读书怎么样？"

妈妈说，孩子读书很好的，班级前三吧。爸爸训斥孩子比较多，主要是孩子也自觉，做事特别认真，尤其是老师交代的作业一定要做好，有时候都上床了，突然想到什么作业没做好，都要爬起来弄好。

听到这，我心里基本有谱了，这个孩子反复腹痛，从西医的角度来看叫作肠易激，表现为腹痛、腹胀、腹泻、便秘、呕吐交替出现。但在中医里，没有肠易激的说法。中医认为就是肝脾不和，既然与肝有关，必定和情志有非常大的关系。这种腹痛、腹泻、呕吐，常常在人情绪紧张、有压力时表现出来。

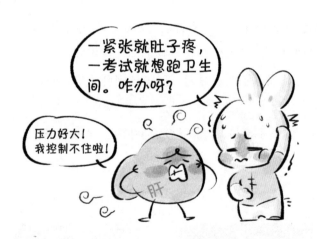

第二个小患者，14岁。经常腹痛腹胀、呕吐，大便一直不成形，有食物残渣，脸上长满痤疮。不用多说，这个孩子也是肠易激。同样是一个内向、容易紧张的孩子。整个就诊过程中，妈妈神情都很焦急，唯独当我问她："孩子学习怎么样？平时压力大吗？紧张吗？"她则欣慰地露出笑容，原话是："孩子成绩很好的，一直保持班级第一第二。"

第三个小患者，11岁，女生。妈妈说孩子咬指甲，咬手上倒刺很厉害。我问孩子："是吗？"她竟然告诉我："医生，我们班级20个同学，除了一些男生，女生都爱咬指甲呢。"这句就当童言无忌吧，但是下面说的都是真的。她亲口告诉我，明天她会上一天的补习课，语文、数学、英语。我问妈妈："孩子读书很差吗？为什么要这样补习啊？"她告诉我："学习好也有学习好的压力，孩子已经拿到市优了，可以去考上外附中，但是上外附中多少人报名啊，五六千呢，可录取的只有160人，必须补啊！"在我和妈妈交流中，孩子已经乖乖地在旁边写作业了。

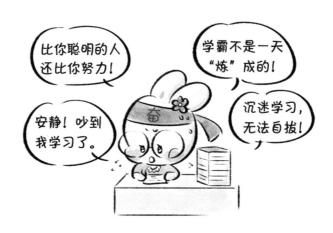

在教育方面，父母有多焦虑？我曾经遇见过一位妈妈，她的孩子只是考幼儿园，她说自己都快得焦虑症了，比孩子还紧张，连做梦都在陪她考试，结果拿到卷子就蒙了，一道题都不会做，都急醒了。

在电视剧《小欢喜》中，海清饰演的朵朵妈妈曾经说过这样一句话："你考不上重点中学就上不了重点大学，上不了重点大学，你的人生就完了。"这句话大概能表达出很多父母的心声，这种生怕孩子一步落后步步落后的焦虑，成为家长的噩梦，导致很多家长非常重视孩子的学习成绩，都在追求第一名、前三名，追求100分。可是，高处不胜寒啊！这种观念无形中也带给孩子很大的精神压力，如果不能继续保持在这个名次怎么办？如果考试错一点点怎么办？

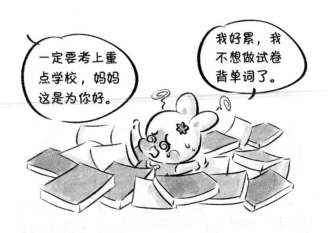

　　孩子比成人更容易紧张、焦虑，更容易感到挫败，尤其是那些内向、敏感、感情细腻、做事认真的好孩子。我曾经诊疗过一个焦虑症的孩子，他读书也很好，是那种休学半年也照样能考上一本的孩子，他焦虑强迫症到什么地步？考试时，校对自己准考证号3000多遍。父母觉得很不可思议，为什么孩子要这样？这其实就是源于父母从小对孩子的高要求，作业必须全对，考试必须考第一、考满分。包括现在很多小学生的"橡皮综合征"，写几个字，擦了写，写了擦，反反复复，根源都是一样的。

　　获得"沃尔夫奖"的华人数学家陈省身先生，曾给中国科技大学少年班题词："不要考第一"。因为从拔尖到顶尖，要训练很长时间，需要浪费很多精力，最后创造力都被磨灭了。

　　林清玄曾说过这样一段话：现在的世界精英都不是当年的尖子生，他们在班级的排名是第七名到第十七名。原因就是这些孩子人际关系更好，可以和第一名做朋友，也可以和最后一名做朋友，他们的压力小、生活轻松，在这样的状态下，能产生最好的创意。

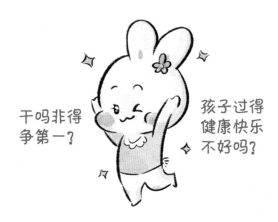

　　中等成绩的孩子，更容易收获幸福。更何况评价一个人的标准是多元的，学生时代唯成绩论，但到了社会上，情商、逆商、沟通能力、思维方式，都变得越来越重要。

　　所有家长都希望自家孩子是来报恩的学霸，门门第一，但实际上第一只有一个。大多数孩子，只是充当分母，别再以爱孩子的名义上要求"考第一，考满分"。请相信：只有父母不因任何外在条件爱孩子，孩子在成长的过程中才能拥有安全感，才更容易获得幸福的人生。

　　愿所有的孩子，都不必再争第一，因为在父母心中，他们本就是唯一。

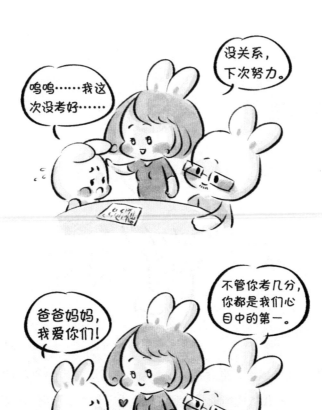

这些你以为的"为孩子好"，正在伤害孩子

平日接诊时，我经常看到因父母喂养而积食的孩子：两周生一次病的孩子；患过敏性鼻炎、腺样体肥大的孩子就更多了……

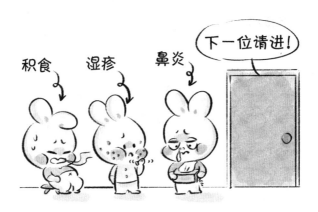

在这些孩子身旁，往往都有一脸焦虑、烦躁的家长，最常听到的抱怨就是怪孩子不省心，比如，"喂他吃饭就像喂他毒药一样""这孩子没有一点抵抗力，动不动就生病"……

然而，父母却不知道，造成这些问题的原因，多半都是他们爱孩子的方式出现了问题。

一、让孩子吃太多

很多小患者夜间傍晚总低温发烧，还伴有扁桃体发炎、呼吸道感染、咳嗽，这些全都是积食导致的。他们的舌头积有一层厚腻的舌苔，有口气，大便酸臭。积食的孩子往往也睡不好，喜欢撅屁股睡或者翻来覆去，都是让妈妈头疼的宝宝。其实，积食类似便秘，是身体的一种状态，说白了，就是家里长辈让孩子吃得太好、太多。他们生怕孩子饿着，也不管孩子能不能消化吸收，最后乳食不化，久而成积。

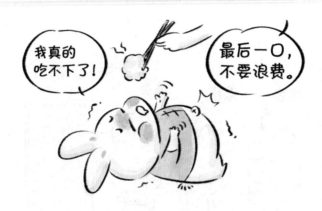

相比一味地给孩子塞吃的，我更提倡反馈式喂养。每天看看孩子舌苔，有没有口气？大便是不是酸臭？如果舌苔厚起来了，及时清淡饮食，帮孩子揉腹消积。

二、给孩子穿太多，发烧时给孩子捂汗

小儿是稚阳，就像初升的太阳，像一个热乎乎的小火炉，他们不

怕冷而是怕热。可是很多长辈年纪大了，阳气不足，容易怕冷。如果按老人穿多少给宝宝也穿多少，那孩子肯定是热的，一热就汗渍渍的，再被风一吹，就病倒了。

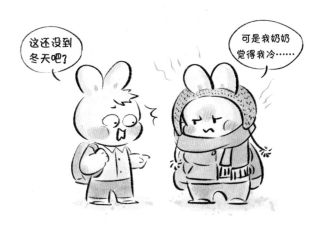

还要千万注意孩子发烧时不要捂汗。正确的做法是观察孩子，比如孩子喜欢往妈妈怀里钻，有可能就是怕冷，这时候就要适当给孩子加条薄毯子或者加件衣服。如果孩子一直脚蹬毯子，说明他热，就帮孩子把毯子挪开，衣服敞开散热。

三、让孩子光脚

不是说孩子怕热吗？那给孩子光脚没错啊？不好意思，孩子再怕热，有三个地方也要做好保暖工作：

1. 背。

2. 肚。

3. 足。

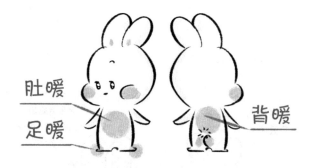

肚暖
足暖
背暖

　　明代太医院御医徐春甫认为"寒从下起，故要足暖"，而且小儿足部有个非常重要的穴位，是中医中小童病外治重要的给药处，那就是涌泉穴。如果这个部位受寒了，孩子很容易感冒发烧。

四、让孩子过度吃冷饮、冰酸奶、水果

　　真的不要以为纵容孩子吃冷饮是爱，那是害。我查了一下，现在主流网络媒体上，一些妈妈给的建议是：7 ~ 12 个月的孩子每天要吃蔬菜和豆类 20g，水果 20g，谷物 40 ~ 60g，肉鱼蛋 30g，母乳或配方粉 600ml，酸奶 20ml 或 10g 奶酪。

　　这个还好，那 1 ~ 2 岁呢？她们建议蔬菜豆类 75g，水果 150g，谷物 40g，肉鱼蛋 65g，各种奶类 300ml。水果 150g 什么概念？在中国营养金字塔里，成人每天水果推荐摄入量是 200 ~ 300g。才 1 岁的孩子每天要吃 150g 水果？

　　如果你孩子脾胃虚寒，有湿疹、过敏性鼻炎，还经常感冒、发烧，大便前干后稀，有口气，积食……那再给孩子吃那么多水果，真的是在害孩子。小儿脾常不足啊，孩子的脾胃一定要温养。

五、足不出户

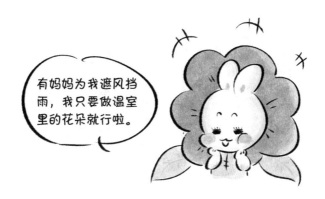

有孩子以后，现在很多家庭都是冬天暖气，夏天空调，大门不出，二门不迈，就怕外面有什么病毒病菌，但这样的温室对孩子真的好吗？看看幼儿园缺勤率就知道了。

明代李梴有一首歌叫《乳子护持歌》："养子须调护，看承莫纵驰；乳多终损胃，食壅则伤脾；衾浓非为益，衣单正所宜；无风频见日，寒暑顺天时。"这首诗的意思大致是，养儿除了三分饥与寒，还要让孩子去顺应天时，顺应春夏秋冬，在没有大风，空气好，太阳出来的时候，让孩子在草地上跑一跑，接接地气吧！

六、吃西医开的中成药

大家知道吗，现在医院 70% 的中成药是西医开出来的。之前我在网上还看到一篇文章，标题好像是"七成中成药西医开，四成开错，该怎么解决？"是的，医院配给的中成药，多半都是由不懂中医的西医开给孩子吃的，然后有些网友还在网上骂中医，中医真是太冤枉了。

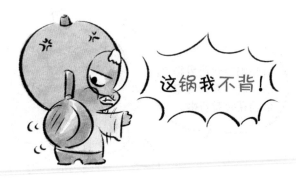

中医与西医治病的思路，完全是两个体系。

中医，不管有多少种病毒、细菌，怎么治呢？比如："或透风于热外，或渗湿于热下，不与热相搏，势必孤矣。"（引自叶天士《温热论》）这里的"热"可以看作是西医认为的细菌病毒，也可以看作是细菌病毒生存的环境，所以中医治疗外感病是"给邪以出路"，透风就是开窗解表，渗湿就是排污水，让细菌病毒随小便而去。中医帮你宣透散邪、清里，同时顾护住你的胃气！不会滥用苦寒药物去伤了孩子脾胃阳气。而西医开的蒲地蓝、蓝芩、金振口服液，根本没有"透邪解表"的作用，纯粹是把西医消炎的思路用在中医中药上，一味用苦寒的药把"邪"压下去，不仅"邪"没有透散出去，更会伤害孩子的脾胃阳气。长此以往的后果是：

1. 加剧孩子咳嗽（苦寒伤脾胃伤肺）。

2. 脾胃虚寒，抵抗力下降，孩子病情反反复复（总生病）。

3. 导致过敏性体质，比如，易得过敏性鼻炎。

七、过度医疗

有一篇文章中说："过度教育，正在伤害我们的孩子。"作为医生，我想说，过度医疗也在伤害我们的孩子。

很多外感病，明明中药一剂麻杏石甘汤就能解决，家长和孩子却在医院兜兜转转两个月，直至病情发展到过敏性鼻炎、哮喘，要做雾化，用抗生素去治疗。中国有多少孩子才三四岁，就经历了全麻腺样体割除手术，我们的门诊治疗室挤满了已经被割了腺样体而又来治疗过敏性鼻炎的娃！

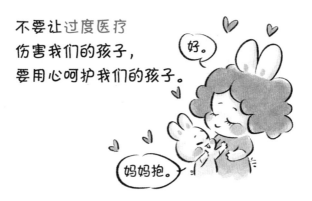

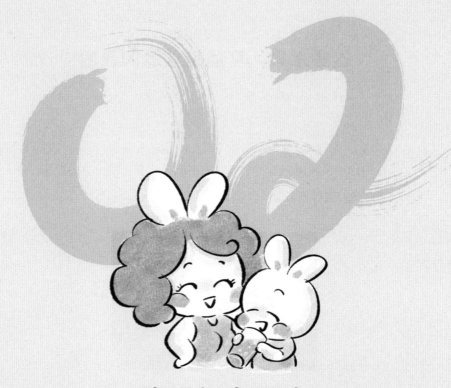

孩子很多毛病，
都是被"喂"出来的

这些水果，可能是过敏的元凶

在门诊中，我遇到过一个 4 岁的小患者，有比较严重的湿疹，本来病情已经控制得差不多了，但突然又发作了。

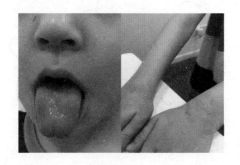

像这样复发的情况，一定是生活起居上遇到什么厉害的过敏原了。询问之下，妈妈说生活起居没有什么改变，唯独家里老人买了很多桃子，孩子很爱吃。我一听到"桃子"两个字，就都明白了。

你们知道中医是如何评价桃子的吗？东汉张仲景的《金匮要略》里记载："多食令人有热。"清代张璐的《本经逢原》里记载："多食令人腹热作泻。"清代名医王孟英的《随息居饮食谱》中记载桃子"多食生热，发痈疮、疟、痢、虫疳诸患"。

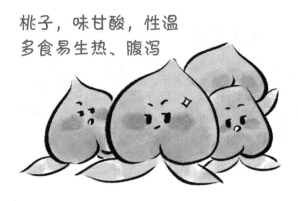

桃子，味甘酸，性温
多食易生热、腹泻

　　桃子甘酸、温，多吃桃子是会生热的。身体里热多了，肯定要找出路透出去。湿疹的娃多是湿热体质，而桃子生湿又生热，吃多了当然会加重湿疹！北京协和医院对 2000 年至 2014 年整整 15 年里曾经接诊的逾千例过敏性休克患者进行调查研究，最后竟然发现，桃子是水果中易引发过敏的"头号元凶"。

　　我曾经看过一组报告，指出了最易诱发过敏性鼻炎的四种食物：第一是虾，第二是海鱼，第三是咖喱，第四就是桃子。特别是 10 岁及以下年龄段的孩子，有过敏性鼻炎的，务必要对这四种食物保持警惕。

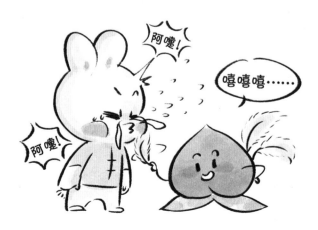

作为一名医生，我太知道湿疹、过敏性鼻炎对孩子成长发育、学习、生活会有多大的影响了。有太多妈妈为孩子的这两种病跑断了腿。这看似很有营养的桃子竟然是最易诱发过敏性鼻炎的食物之一。

除了桃子之外，还有些水果也是过敏孩子平时尽量不要吃，过敏期间更是碰都不要碰的，比如营养专家提倡多吃的补血水果——樱桃。樱桃是标准的发物，性热，会引发一些宿疾和热病。

"金元四大家"之一的张从正就记录过，小儿吃樱桃吃残、吃死的医案。以下二则医案都是真实的。

医案里写道，当时张大夫去给一个富家女娃治病，女娃 10 岁出头的样子，平日不爱出门，闷在家里也没什么其他爱好，唯一的爱好就是喜欢吃樱桃，每天要吃两三斤，而且年年如此。后来有一天，女娃感觉自己潮热得很，于是就请张大夫过来看看。张大夫一把脉，发现这个女娃的脉象洪大而有力，这哪里还像一个女娃娃的脉象啊！张大夫立马拍板说："他日必作恶疮肿毒，热气上攻，乃阳盛阴脱之症。"可见当时这个女娃内火已经很厉害了。翻译成白话就是：你家孩子在日后一定会生毒疮，她由于体内阳气过于旺盛，导致阴液损伤厉害，无法再制约阳气上攻。当时这户人家听完后立刻大怒，怎么也不肯给孩子服药，还把张大夫给撵走了。

就这样过了两年，女娃背上竟长出盘子那么大的毒疮。这户人家终于想起张从正的话了，于是一把眼泪一把鼻涕地把张大夫请来给女娃医治。结果张从正连刺一百多针，祛除瘀血一斗，来回三次后，女孩背上渐渐消肿减痛，待伤口开始结痂时，再给她服下十剂内托散善后。经这样一番折腾，这个女娃再也不敢碰樱桃了。

医案最后写道："然目亦昏，终身无子。"虽然救回了一条命，但这个女孩已视物不明，终身也不可能有孩子了。

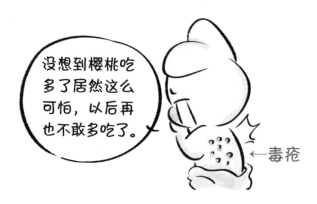

也许是张大夫想让我们对樱桃之毒认识得更深刻一点，紧接着上面这个悲剧之后他又说了一个更悲剧的故事。

那年他在舞水一带行医，也就是现如今的贵州省福泉市，一户大富人家有两个儿子，老大 13 岁，老二 11 岁。这两个孩子都喜欢吃樱桃，每次都要吃一两斤，每年在樱桃上市的季节，都要吃上半个月，就这样一两年后，小的那个得了肺痈（相当于如今的肺脓肿），大的那个得了肺痿（相当于肺部慢性虚损性疾患），先后都去世了。

临床上，我总结了两类非常容易引发过敏的水果：第一类是龙眼、杧果、榴梿、菠萝、荔枝等产于岭南地区的温热性水果；第二类是反季节或者催熟、早熟的水果。

其实孩子喂养的问题关键是家长对孩子过于宠爱，只要孩子喜欢吃，就一个劲满足。可这样真的对孩子好吗？过敏体质的孩子越来越多，儿科门诊排队越来越长。真心推荐每位妈妈去看一看张从正写的《过爱小儿反害小儿》一文，真是一篇醍醐灌顶的醒世之作。

牛奶当水喝，真的有助于长高吗

多喝牛奶，多吃牛排，多吃水果，已经成为当下主流家庭养育孩子，促使孩子长高的黄金准则了。但是这个准则真的有效吗？下面这个医案会告诉你——多喝牛奶，多吃牛排也会吃出一个胃口差、长不高的小孩子。

某次门诊中，一个妈妈带孩子来看病，说孩子胃口不好，吃饭很慢，身高体重都比同龄孩子低。于是，我就问妈妈："孩子胃口不好，那孩子每天饮食情况如何呢？"

这个妈妈告诉我：孩子每天早上一杯牛奶，一个鸡蛋，一个猕猴桃，一块蛋糕；午饭在学校里吃（相信学校配膳不会差到哪儿去的，再加上学校都倡导"光盘行动"，有时也会吃多）；下午四点放学回到家再喝一杯奶，吃一个水果；六点钟晚饭，一小碗饭，鱼、虾、菜、汤；每天吃一块油煎的牛排（每天一块）；晚上 9 点睡觉前，再喝 150 ~ 200ml 的奶，加上一块面包（妈妈强调，面包会帮助孩子吸收牛奶的营养）。这样粗略算下来，孩子每天牛奶摄入量差不多有 450 ~ 500ml 了。这真的是在把牛奶当水喝啊！

我问妈妈："为什么要这样吃啊？"妈妈说："因为孩子偏矮偏瘦，牛奶和牛排可以让孩子长高长壮。"500ml 纯牛奶摄入量到

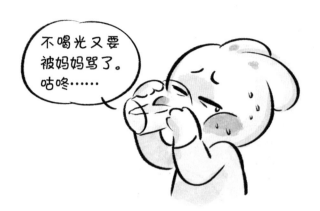

底是一个什么概念？即便从西方营养学概念来看，一个孩子从出生到吃辅食之前，也就是奶粉或母乳量最多的时候，每天也不过500 ~ 700 ml。为什么量多？因为孩子这时候只吃奶，要通过奶量来保证营养，等到1岁开始添加辅食了，在没有牛奶过敏、乳糖不耐受的情况下可以用纯牛奶替代奶粉，这时候牛奶推荐摄入量大概是每天300 ~ 400 ml，另外的营养需要靠辅食补充了。等孩子满2岁后，推荐摄入奶量大概每天200 ~ 300 ml，一般建议喝低脂牛奶。

一个快7岁的孩子，已经正常吃正餐了，怎么看每天摄入的牛奶量也不需要500 ml了，毕竟一个孩子的消化能力有限，脾胃消化能力有限，家长到底是让孩子运化牛奶，还是运化正餐？从结果来看，牛奶和牛排并没有把这个孩子养高养壮，反而又瘦又小，除此之外还喂出唇风来，请看右图。

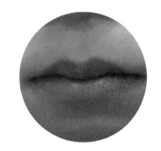

整个嘴唇一周红红的，孩子不停地在舔。从中医的角度来看，就是脾胃有积热。

孩子吃下去那么多，脾胃根本没运化掉，慢慢这些"残渣"只能在身体里发酵郁热。同时，这些"残渣"会导致孩子脾虚，就像陷入泥沙的车轮一定很难前行。这个孩子有鼻炎，脾土生肺金，土虚，肺也虚。

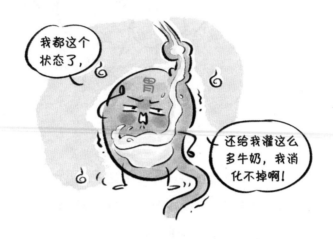

最后，我根本没有给这个孩子用开胃的药，而是给孩子用焦六曲、山楂炭来消积滞，把孩子脾胃轮子里的泥沙清理干净，让她的脾胃运化起来。在这个案子里，妈妈认为牛奶钙含量高，可以长高，但她忽略了一个最重要的问题，这恰恰也是中医里最重视的一个问题，即孩子能不能消化吸收？有没有足够的脾胃动力、脾胃阳气去消化食物，吸收它的营养？如果答案是否定的，那只会"生湿生积滞"啊！其次，孩子长高变壮靠的是什么？是脾肾啊！脾肾怎么养好？靠的是五谷为养，多吃大米、小米、豆类、面食，它们要么入脾，要么入肾，都是益气补中的好东西。而这个孩子呢？米饭吃得比牛奶、水果、牛排少多了。

能补钙的食品不是只有牛奶，长高也不是靠多吃牛排。多吃五谷，吃对蔬菜，适当补充牛奶和蛋白质，既能帮助消化，养好脾胃，也不会耽误孩子补钙。有些蔬菜当中，钙含量也不低的（下图数据为每100g蔬菜的含钙量）。

最后一个干黄花菜不仅钙含量高，而且可以安神定志、疏肝解郁。如今，我们老祖宗留下来的喂养方式被贬斥，而西化的喂养方式，如多喝牛奶、多吃牛排、多吃水果被大力提倡和吹捧，这到底真的是对孩子好，还是出于商业利益？这是一个值得深思的问题，请一定要擦亮眼睛。

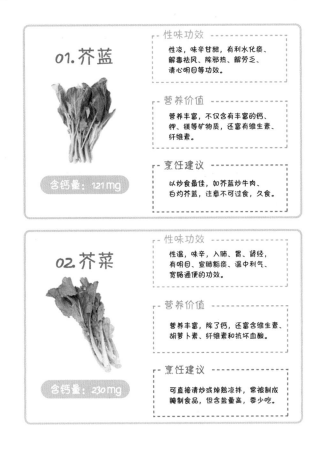

01. 芥蓝

含钙量：121mg

性味功效
性凉，味辛甘甜，有利水化痰、解毒祛风、除邪热、解劳乏、请心明目等功效。

营养价值
营养丰富，不仅含有丰富的钙、钾、镁等矿物质，还富有维生素、纤维素。

烹饪建议
以炒食最佳，如芥蓝炒牛肉、白灼芥蓝，注意不可过食，久食。

02 芥菜

含钙量：230mg

性味功效
性温，味辛，入肺、胃、肾经，有明目、宣肺豁痰、温中利气、宽肠通便的功效。

营养价值
营养丰富，除了钙，还富含维生素、胡萝卜素、纤维素和抗坏血酸。

烹饪建议
可直接清炒或焯熟凉拌，常被制成腌制食品，但含盐量高，要少吃。

03. 荠菜

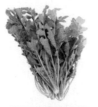

含钙量：294mg

性味功效

性平、味甘，长期食用能够起到和脾、利水、明目的作用。

营养价值

含钙量约等于同质量牛奶的3倍，含有大量的维生素A和胡萝卜素。

烹饪建议

以嫩茎叶入菜，味道鲜美。
常见的做法：荠菜猪肉水饺、猪肉炒荠菜、荠菜拌豆腐。

04. 胡萝卜缨

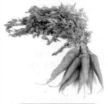

含钙量：350mg

性味功效

性平、味甘辛，有消食健脾、润肠通便、明目的作用。

营养价值

除了是高钙蔬菜以外，还富含大量的维生素A、维生素B₂、维生素C、叶酸等，还可以增强人体免疫力，可入药。

烹饪建议

最常见的吃法是做成蒸菜，能够保证其中含有的营养物质不流失，也可凉拌、熬汤等。

05. 干黄花菜

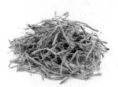

含钙量：463mg

性味功效

性平、味甘，有安神定志、养血平肝、清热凉血的功效。

营养价值

含钙量完胜牛奶，并且含有大量蛋白质、磷、铁、碳水化合物等。

烹饪建议

常见的做法：干黄花菜炒木耳、干黄花菜炒鸡蛋、凉拌干黄花菜、干黄花菜烩肉等。

敢给娃多吃肉的爸妈，都是真"勇士"

在门诊上我发现一件非常有意思的事，那些经常积食生病的孩子背后，往往并不是粗心、疏于照顾孩子的家长，恰恰相反，而是在喂养上劳心劳力、挖空心思，生怕孩子长不高、长不胖的家长。一些妈妈平日里各种钙片、维生素没少买，一日三餐更是各种肉类往孩子嘴里塞，可结果呢？孩子越长越瘦小，医院越跑越勤。比如下面两位妈妈的对话，正好证实了这种现象。

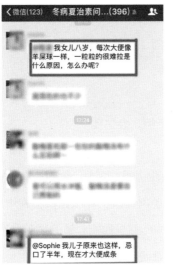
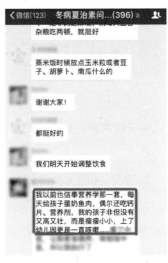

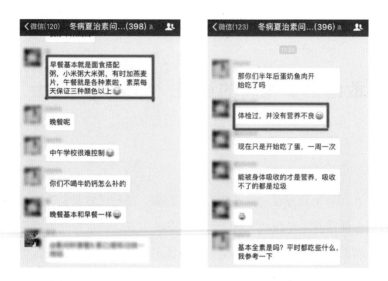

一个热衷营养学的妈妈，每天给孩子吃蛋奶鱼肉、钙片、营养剂后，孩子非但没有长高变壮，反而开始咳嗽，拉羊屎便便，后来尝试素食喂养半年后，孩子身体状况反而改善了。看到这，很多人大惑不解，为什么青菜、萝卜、豆腐能养出强壮的宝宝？为什么蛋奶鱼肉却养出瘦小多病的宝宝？那我真的要说一句了，给本来就"脾常不足"的娃拼命塞肉的家长们你们真的勇气可嘉。

一、让孩子吃太多肉类会加重脾胃负担、会生痰

中医常说：肉生痰，鱼生火。鱼生火很好理解，鱼类大多是热性的、发的，多吃容易生内热。那为什么说肉生痰？什么是痰？在中医里痰的概念很大很虚拟，它主要分两类：一类是你能看见的那种有形之痰，比如你咳嗽时，喉咙里可以咳出的那种黏腻的黄色的痰，中医称为热

痰；而痰白清稀的，中医称为寒痰。另一种叫无形之痰，是指由痰引起的一些症状，比如：头晕目眩，恶心呕吐，心慌气短。这时你看不见那种有形的痰，但如果给你用一些化痰药后却会一一奏效。

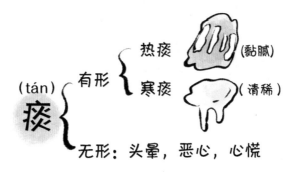

那么痰有什么不好呢？痰这个东西最能阻滞人体气血运行，比如：痰阻滞在肺，会导致肺气升降出现问题，人就会咳喘多痰、胸闷。如果痰阻滞在心，心血不畅，人就会觉得胸口憋闷，甚至出现心绞痛、心慌。如果痰阻滞在胃，人就会打嗝、恶心、呕吐、胃部胀满。如果痰浊上犯头部，人就会觉得头重头涨、眩晕。如果痰停滞在咽喉，就会觉得咽部有梗阻，而且痰会随气升降，无处不到，变幻莫测。

中医里有句话：百病多由痰作祟。如果痰蒙清窍，人就会头昏头重，精神不振，神志模糊。如果痰迷心窍，人就会表情淡漠，喃喃自语，神志痴呆。如果痰挟火扰心，轻则心烦失眠，重则狂躁打人。

我曾经诊疗过一个患了秽语症的孩子，他当时才读初二，已经半休学在家了。在疾病发作期，他经常会打骂自己的母亲。在他的治疗上，我也是多用化痰之药。

痰到底是从何而来的呢？还是脾啊！脾为生痰之源，我们吃下去

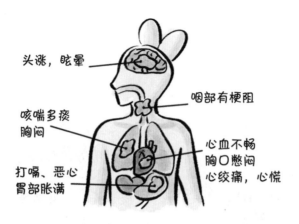

头涨，眩晕

咽部有梗阻

咳喘多痰
胸闷

心血不畅
胸口憋闷
心绞痛，心慌

打嗝、恶心
胃部胀满

的各种食物、喝进去的各种液体都是靠脾运化的。如果脾运化它们的功能很强，就能防止它们在体内发生不正常停滞，也就能防止痰的生成。一旦脾运化食物水液功能减退，必然就会导致它们在体内停滞，就会产生痰。

小童本来就脾常不足，消化动力不足，再吃很多很容易生痰的肉，等于是雪上加霜。《本经逢原》中记载："猪肉助湿生痰。"《随息居饮食谱》也记载："鸡肉，多食生热动风。"

二、肉类抗生素残留问题极其严重

为了使动物们迅速长胖、不生病，在畜牧业界给动物打抗生素是再正常不过的事。奶牛也在使用抗生素，因为挤奶时间长会发炎。原本动物屠宰上市前是有休药期的，就是要停止打药，可是畜牧业界很多人或者企业并没有遵守这一点，于是在休药期也继续打药，结果就造成抗生素残留在动物体内，甚至在饲料中添加抗生素。在肉品加工中为了抑制微生物繁殖也会添加抗生素。这就意味着很多孩子在长期

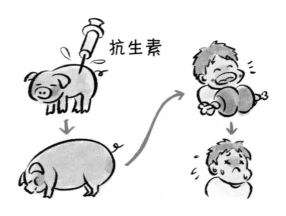

吃肉过程中，也在默默地食用低剂量的抗生素。

2015 年 4 月，复旦大学公共卫生学院周颖副教授课题组历经 1 年，对上海、江苏和浙江的 1000 多名 8 ～ 11 岁的学校儿童的尿样进行了监测，结果显示，近 60% 检出 1 种抗生素，25% 检出超过 2 种抗生素，有些甚至有 6 种抗生素。经常食用低剂量抗生素残留的食品会直接导致对细菌产生耐药性，导致人们难以通过常规抗生素来治疗感染。

这种危险早在其他国家上演过，以下数据皆有出处：日本早在 1957 年就首次发现耐药性细菌；1972 年，墨西哥有 1 万多人感染了对氯霉素耐药的伤寒杆菌，结果导致 1400 多人死亡；Babeoek1973 年报道美国的肉食品中，有 10% 大肠杆菌对至少 2 种抗生素有耐药性；1974 年，日本从绞肉中分离出约 80% 具多重抗药性的大肠杆菌。目前许多国家也都证实，在动物性肉食品中存在耐药菌，如烹调不当，这些耐药菌将会通过食物链传递给人。除了耐药性之外，抗生素残留对人类的危害还有过敏和变态反应以及肠道菌群失调，这些危害在此就不展开说了。

看到这我想说的是，如果你孩子脾胃很好，能够去消化吃下去的那么多肉类，你又认为肉类就是好，那请自便。毕竟让孩子吃什么是你的自由，但如果孩子脾胃本来就不好，经常打嗝、便秘、口臭……
你还一味地大量给他吃肉，只能说：无知者无畏。

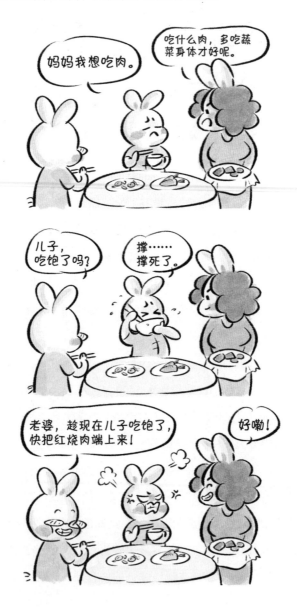

让孩子少吃冷饮

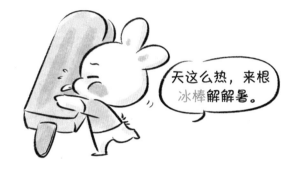

天这么热，来根冰棒**解解暑**。

　　天气开始热起来后，追求凉快是每个人的目标，但是过多食用冷饮、冰镇西瓜、冰奶茶等，对健康是有害的，对脏腑相对较弱的孩子的伤害更大。每年夏天，医院门诊消化科里患者都会剧增，急性肠胃炎、腹痛腹泻、消化道出血都来了。

　　暂且不说中医，专业的西医也是不同意儿童吃太多冷饮的，通常1岁以内绝对禁食冷饮，2～6岁的孩子每天最多半根雪糕，稍大些的孩子每天也不能超过1根。儿童本身胃肠还没发育完全，各项功能都比较弱。如果过量食用冷饮会刺激小儿胃内黏膜，导致胃肠功能紊乱，从而引发腹痛腹泻等肠胃疾病。

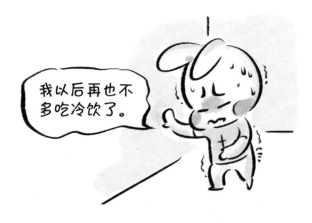

同时，如果儿童吃太多冷饮，让口腔及咽喉长期处于冷刺激中会使咽喉局部血管收缩，抵抗力下降，造成上呼吸道感染。冷饮不仅会伤害孩子的肠胃，还会一次又一次地诱发上呼吸道感染！

中医认为脾胃是生命的根本，感冒、咳嗽、哮喘、过敏性鼻炎、胃痛、腹痛、慢性肠炎等这些病究其根本都与脾胃受伤有关。脾胃最怕什么？一怕生冷，二怕撑，三怕气与思。保护孩子就应该从保护脾胃做起。

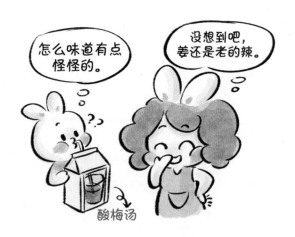

看到这里大家会说，道理大家都懂，可就是做不到啊！不给孩子喝冷饮解暑，那喝什么呢？废话不多说，五款省时省力的消暑饮品配方拿去用！相关食材都是当季的，大家都可以在菜市场买到！

No.1 祛湿热，除烦的冬瓜茶

食材：

冬瓜 1300g，红糖 200g

做法：

1. 冬瓜切小块，把皮和子都留下，一起倒进锅里，然后撒上红糖，搅拌均匀后盖锅盖腌制出汁 1 小时。

2. 出汁后在锅里加一点水慢火熬 90 分钟，直到瓜肉融化得差不多，汁肉变成咖啡色即可。

3. 冷却后将肉汁过筛分离，把汤汁倒出后兑水即可饮用，剩余的放入冰箱冷藏，要尽快食用完。

夏天，南方湿热横行，大人小孩都容易出现舌苔黏腻、心烦不安的情况。冬瓜是甘平的，能清热、养胃、生津、除烦、行水消肿，绝对是祛湿热、消暑湿的好手。红糖温热能补中益气，健脾暖胃，适量的红糖可以抵消一部分冬瓜的甘凉。这样搭配后就适合大多数人饮用了。如果本身脾胃比较虚寒，平时容易腹泻、容易胃痛的可以多放一些红糖。如果体质本来就比较湿热，容易口干、口苦、口臭，大便燥结，舌苔黄腻，脸上容易长痤疮，就可以少放一些红糖。

No.2　养内和外，补脾胃三豆饮

食材：

黄豆、黑豆、绿豆各 10g

做法：

加水煎服。

黄豆甘平，补脾胃；黑豆甘平，补脾胃；绿豆甘凉，清胆养胃。这个看似平淡却功效了得的组合，在中医里有个响当当的名号叫"扁鹊三豆饮"。它主要治疗那种没有明显受凉的发热症状，即突然喉咙痛，头痛，舌头红，把手搭在左脉上，按下去后会感觉脉跳得很弱又快，再用力按下去这个脉又摸不着的发烧。只要辨证准确，这个方子用来退烧绝对效如桴鼓。这种发烧是因为体内肝气疏泄无力导致，故必须从补养脾胃抓起。即便没有发烧，平日用它来滋养脾胃也是极好的。

No.3　清热化痰美白的丝瓜梨水

食材：

丝瓜一根，生梨半个

做法：

洗净后削皮，切块扔进养生壶里，煮半小时。

很多人知道丝瓜是美白的，其实它还能清热化痰凉血。如果你家孩子总身热烦渴，喉咙里还总有痰咳不干净，真的可以试试这款丝瓜水。丝瓜煮水后尤其是放温之后，口感真的很润很润，再加上一点甜甜的梨味，口感绝对可以媲美超市里的脉动，孩子真的会瞬间爱上。梨生者清六腑之热，熟者滋五脏之阴。这款丝瓜梨水真的很适合舌头红、五心烦热、阴虚的小孩。

No.4　酸甘养阴开胃的酸梅汤

食材：

大乌梅 30g，山楂 25g，甘草 10g，

陈皮 5g，洛神花 5 朵，桂花少许

做法：

1. 清水洗净除桂花以外的食材。

2. 再将这些食材放入锅中用 1500ml 水浸泡 1 小时。

3. 用大火煮开后小火煮半小时。

4. 按个人口味放入冰糖适量。

5. 关火过滤后倒入碗中撒上少许桂花。

当你和孩子流了很多汗，而且口干心烦，热得快要虚脱，又没有胃口吃饭时，用酸甜滋阴生津的酸梅汤来开开胃真的极好，但孕妇喝酸梅汤时记得去掉山楂。

No.5 补脾益气的麦芽糖桂花饮

食材：

麦芽糖、桂花少许

做法：

取指甲盖大小麦芽糖兑温水搅匀后撒适量桂花。

　　这个饮品做法最简单，尤其适合懒人妈妈，但切记一定要选手工育芽、非工业化学合成的麦芽糖。真正好的麦芽糖是用大麦发芽后与糯米、小米蒸煮发酵后制成的，它味甘，性微温，能补脾益气，特别适合脾胃虚弱、气短乏力、胃口不好、消化力不足、虚寒腹痛的孩子饮用。儿时记忆里的传统小吃却是补脾益气、润肺、通便的良药！再来上一点辛温好闻的桂花，瞬间秒杀市面上的任何添加剂饮料。

　　看到这儿，也许有些家长会问，我担心孩子不喜欢不肯吃啊？孩子是大人的一面镜子，试问你自己陪孩子一起吃了吗？

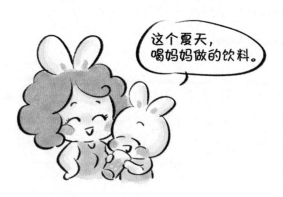

这个夏天，喝妈妈做的饮料。

最后摘引明代《育婴家秘》里的一段话，供大家参考学习："小儿宜吃七分饱者，谓节之也。小儿无知，见物则爱，岂能节之？节之者，父母也。父母不知，纵其所欲，如甜腻粑饼、瓜果生冷之类，无不与之，任其无度，以致生疾，虽曰爱之，其实害之。"（翻译来说就是孩子脾胃不好都是你害的，你惯的！）

这些逢年过节必备的诱人食物，千万让娃远离

节假日多是合家团圆的日子，免不了有家庭聚餐，但有孩子的家庭要注意了，因为很多成人解馋的零食对孩子并不"友好"，严重时甚至会威胁到他们的生命！

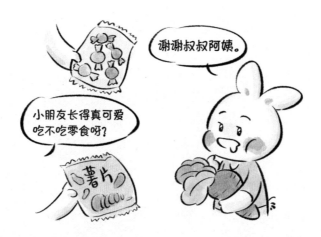

一名 2 岁男童被饼干卡住喉咙，导致了窒息，送入医院抢救无效，父母只能放弃治疗。之前还有广西的一个 2 岁多的孩子被哄喝 50 多毫升的米酒后，酒精中毒导致脑损伤和癫痫，智商倒退回 1 岁幼儿发育水平。西安的一个两岁半的孩子参加家庭聚会被亲戚喂了一粒开心果后呛入了气管，虽然紧急接受了气管切开手术，但最终宣布不治。还

有浙江的一个 2 岁多男童，奶奶给他一口气吃了 20 颗银杏，送到医院门口时，孩子已经奄奄一息。食物阻塞导致死亡发生的时间往往非常短，真的让人触目惊心！

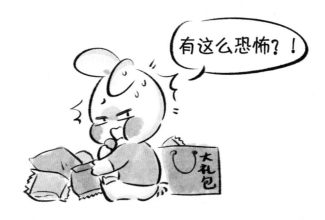

除此之外还有下面这些食物，节假日聚餐时尽量不要喂给孩子吃。

1. 酒。请不要让未成年人饮酒。

2. 白果（银杏）。生白果的毒性比熟白果的毒性更强，几颗就可能引发中毒。

3. 果冻。3 岁以下孩子禁食。

4. 花生、瓜子、开心果等坚果。3 岁以下小儿禁食坚果！一旦堵住气管后若抢救不当，短短几分钟就可能丧命！

5. 果脯、话梅、蜜饯。它们是食品添加剂的"集中营"！而且，含有核的蜜饯，容易像坚果一样呛到小儿气管。

6. 汤团、年糕。年糕都是糯米做的，很黏，容易噎住，不建议 3 岁以下孩子吃。

7. 咸菜、腌制品。成年人都要少吃，更何况是孩子呢？

8.蜂蜜。1岁以下宝宝不适合吃蜂蜜。

9.半熟的牛排、生鱼片、醉蟹。还是请大家把食物高温煮透煮熟再吃比较安全，尤其是给孩子吃的。

另外还有很重要的一点就是，现在有很多过敏体质的小儿，有哮喘、湿疹的这类孩子，尤其要忌口海鲜、羊肉、车厘子、杧果等致敏的食物，否则，误食很有可能导致孩子满身皮疹，呼吸困难，甚至休克。

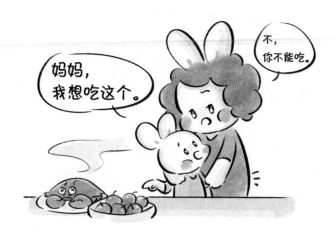

除了以上几类食物外，还有很多垃圾食品，比如薯条、辣条、可乐、薯片等，吃了对孩子身体一点好处都没有！

节假日期间如果孩子遇到紧急情况应该如何应对？第一，学几招急救措施。如果是小孩被噎，在联系送医的同时，尽快使用海姆立克急救法施救，不会的家长请观看视频。第二，丑话说在前面，一万个叮紧。第三，在家族微信群里提前预警，文案帮你想好了：小孩不比成人，你一个不经意的举动，就可能酿成无法挽回的后果，所以，谢谢长辈们的热情，但请不要喂我的孩子吃这些食物！一口都不行！我是孩子的家长，不会饿着孩子！

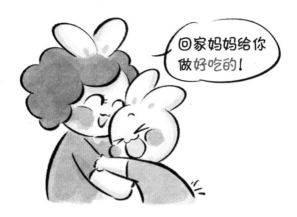

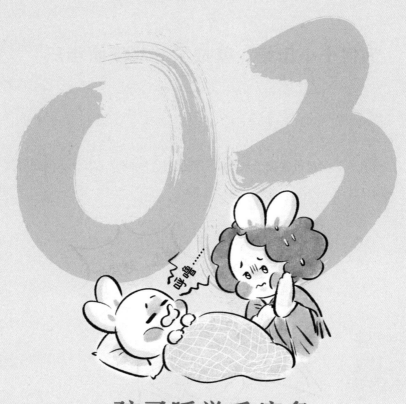

孩子睡觉毛病多
怎么办

为何小小年纪，就成了"起床困难户"

曾有一对父母带着孩子来就诊，问诊时，我问孩子有什么问题时，夫妻俩异口同声回答："孩子起床难。"

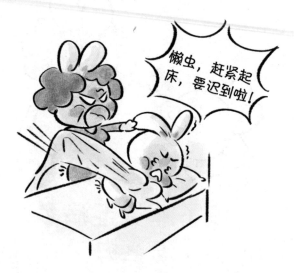

孩子 4 岁 8 个月，在上幼儿园。家长告诉我，孩子每天起床特别困难，怎么叫都不起床，叫醒后还发脾气，动作特别慢，搞得全家每天早上像打仗。他们教育也教育了，打也打了，没有任何起色，最后怀疑是不是孩子身体有什么毛病。

第一问：为什么起床难，晚上几点睡？他们告诉我一般 9 点 30 分上床，翻来覆去折腾到大概晚上 10 点 30 分睡着，入睡时间有点晚。

第二问：有没有全家熄灯陪孩子一起睡？他们告诉我全家熄灯陪孩子一起睡的。那为什么孩子 9 点 30 分上床，要 1 个小时后才能入睡？

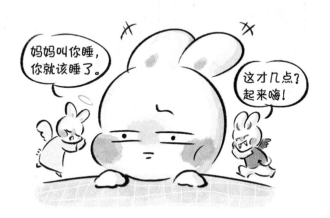

第三问：孩子晚饭几点吃的？回答：一般 7 点 30 分吃完。因为夫妻俩下班到家 7 点左右，爷爷奶奶会等全家一起吃晚饭。晚上 7 点左右吃饭，对成人来说没问题，但是对 4 岁的孩子来说太晚了。

大家看一下：孩子中午 11 点 30 分左右吃午饭的；睡好午觉 1 点左右会有下午茶——点心配牛奶吃；放学下午 3 点左右，爷爷奶奶去接，回家路上又会买点东西吃，或者 4 点到家，给孩子吃点水果垫垫肚子；再到晚上 7 点左右晚饭，吃到 7 点 30 分。这样一路吃下来，孩子 9 点 30 分躺在床上，吃下去的食物根本没来得及消化，胃很难受的，孩子怎么睡得着？

问诊中间爸爸告诉我，孩子睡前还有一杯牛奶要喝。中医里有一句话叫：胃不和则卧不安。就好比我们成年人刚吃完自助餐，然后让你躺在床上立马入睡，做不到啊！

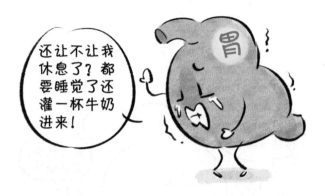

第四问：孩子有过敏性鼻炎吗？鼻塞吗？会张嘴呼吸或者打呼噜吗？爸爸妈妈回答：有鼻塞，会打呼噜睡觉。说明这个孩子有过敏性鼻炎和腺样体肥大。如果孩子有鼻炎，鼻塞、鼻子不通气，那一定会影响孩子入睡和睡眠质量的。一边是睡前吃了很多东西，胃还没有消化；一边是鼻炎——这两个原因都会导致孩子入睡困难。

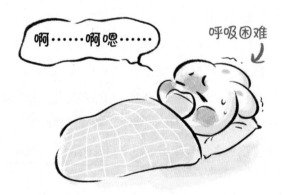

第五问：孩子晚饭后到 9 点 30 分之间做些什么？这个很重要。我记得之前诊治过一个杭州的孩子，也是 4 岁左右，入睡困难。后来妈妈告诉我，孩子每天睡前，她都会带孩子出去玩，再顺道半路接加班的爸爸回家。中医认为，白天主阳，晚上主阴；白天主动，晚上主静。孩子要早点睡觉，4岁左右的孩子应该8点30分上床睡觉，睡觉前就应该在家里安静地听听故事，准备睡前工作。如果睡前大脑皮层高度兴奋，孩子怎么能好好入睡呢？包括这个孩子也是，妈妈告诉我孩子睡前还要出去学英文。

道理与成人失眠是一样的。我有很多失眠的患者，中药调理是一方面，另一方面我会非常严肃地提醒他们：睡前2小时要放松，不要再回公司邮件，不要再微信语音连线开会，不要再安排工作上的事情。这样会大大有利于入睡。

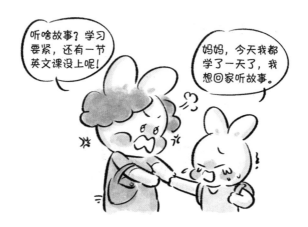

4岁的孩子晚上不要出去一本正经地学英文、奥数，即便学习也可以换一种轻松的方式，例如在家画画，或者跟爸爸妈妈说说白天幼儿园里发生的事情、在幼儿园里学了什么。睡前应该是亲子时间，学英文可以放到幼儿园放学后这个时间去学。

说到这里，大家发现没有？这个孩子除了鼻炎需要治疗，剩下的都是时间管理的问题，真正需要治疗的不是孩子，而是父母的思维观念。

我还碰到过一个孩子，也是起床难，原因是睡得晚，作业完成晚，这个孩子才上一年级。爸爸告诉我，他看孩子学习累，为了孩子好，会让孩子放学到家先睡 2 个小时，然后再起床做作业，就做到晚上 11 点 30 分了。

父母认为睡前让孩子出去运动、学英文是对孩子好，其实这些行为都妨碍孩子入睡。父母认为睡前给孩子喝牛奶好，帮助睡眠，其实不利于他消化，妨碍孩子入睡。

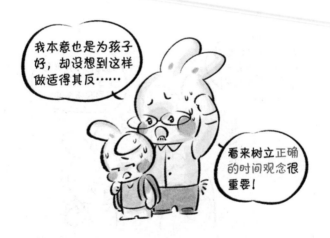

门诊上这样的孩子很多，最后我告诉那个妈妈："6 岁以前，让孩子养成良好的生活习惯，远远比学习英文重要得多。什么时候该起床，什么时候该大便，什么时间学习，什么时间吃饭，什么时候运动，什么时间必须睡觉……把这些习惯培养好后，既有利于孩子成长又有利于家庭和谐，否则孩子上小学后，父母会更加手忙脚乱。"

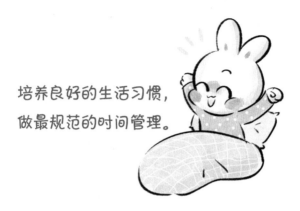

培养良好的生活习惯，
做最规范的时间管理。

  中医治病与西医治病的思路有很大的区别，中医不仅要治身，还要治心。什么是治心？这个不是玄学，因为当一个人身体出了问题，一定与他的生活环境、家庭氛围、思想观念等息息相关。身心不可分割，作为医生，怎么可能只治身，而不治心呢？

晚睡的孩子爱生病、长不高

我想起网上看到全国政协委员陶凯元说的一段话："很多初中生不能在晚上11点前入睡，而早上最迟也要在6:30起床，睡眠时间严重不足。同伴互动少、户外运动少。'只要学不死，就往死里学''多考一分，干掉千人'，这是升学压力的真实写照，学校和家庭都过于关注学业成绩。"这番话真的让我很感慨，终于有人说出了中国孩子越睡越晚的真实原因。

如今的孩子睡得有多晚？其实何止初中生睡眠严重不足，据我所知，因为作业繁重，很多读小学的孩子就只能晚上11点后睡觉，初中和高中更是要熬夜到凌晨。我一直很反对孩子晚睡，为什么？因为晚睡和熬夜对孩子的伤害实在太大了！

一、晚睡会导致免疫力下降，容易生病

从现代医学来看，孩子在睡觉时是会产生细胞因子蛋白质的，它是抵抗疾病和感染的重要东西。这与中医的理论冲突吗？并没有。从中医来看，子时，也就是晚上11点至凌晨1点，一阳初生，这时候人的阳气开始萌芽了，人应该睡觉去呵护这点阳气让它蓬勃发芽，但现

实中很多孩子这时候没睡，影响了阳气的生发和萌芽，时间长了慢慢就阳气不足，百病丛生，晚睡的孩子当然容易生病。

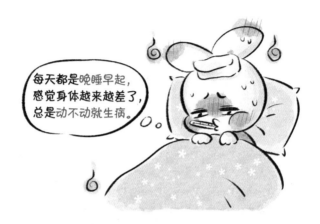

二、晚睡的孩子长不高

撇开遗传因素，孩子的身高还与三个因素有关，其中最关键的因素就是睡眠，其次是饮食和运动。孩子在睡眠中会分泌出生长激素，如果孩子睡眠不足，那一定会影响生长激素分泌的。

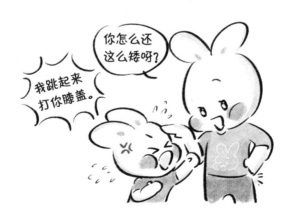

三、晚睡的孩子会诱发性早熟、肥胖

晚睡不仅仅会让孩子长不高，还会出现性早熟。从现代医学来看，晚睡会刺激孩子的肾上腺素分泌、抑制生长激素分泌并影响脑下垂体对性荷尔蒙的正常调节。从中医来看，很多性早熟的症状就是阴虚火旺，长期晚睡会伤阴耗精，当阴阳不能平衡时，身体里就燃起熊熊"假火"，就活生生把孩子催熟了。

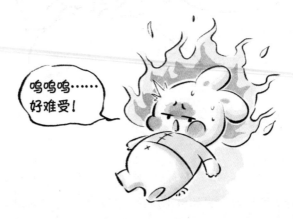

还有就是中国孩子的近视发病率越来越高，也与睡眠不足有关。曾有报告指出，与美国、瑞士等国家同年龄段儿童相比，中国学龄期儿童每天平均睡眠时间要少近 1 个小时，中国学生的睡眠时间始终在国际上垫底。

再从美国睡眠基金会设立的睡眠时间来看，学龄儿童的睡眠时间是 9 ~ 11 小时，而现实里，中国孩子睡得晚，起得早，连成人标准的 8 小时都达不到。

作为一名医生，同时也是孩子的母亲，我想对天底下所有爸爸妈妈们说，不管出于什么理由都不要让你的孩子晚睡，熬夜更是坚决不

应该，因为这带给孩子的伤害是不可逆的！

有人曾说：上帝为了补偿人间诸般烦恼事，于是给了我们希望和睡眠。

请不要忘了，睡觉和吃饭、喝水、呼吸一样是人活着的最基本的需求。不管我们的 GDP（国内生产总值）增长得有多快，不管中国有多强大，当回过身来面对一个个揉着眼睛、永远睡不醒的孩子，我们不觉得脸红吗？

愿有一天所有的孩子都有早睡的权利！

年龄	推荐睡眠时间
新生儿（0~3个月）	14~17小时
婴儿（4~11个月）	12~15小时
幼童（1~2岁）	11~14小时
学龄前儿童（3~5岁）	10~13小时
学龄儿童（6~13岁）	9~11小时
青少年（14~17岁）	8~10小时

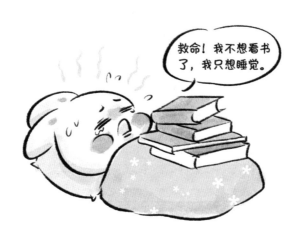

救命！我不想看书了，我只想睡觉。

孩子睡觉哭闹，其实是在向你发求助信号

接诊时遇到过一个半年来每天子时都会准时大哭的孩子，孩子的父母跑遍上海各大医院，包括看顶级的西医，效果都不是很明显。孩子的妈妈告诉我，现在孩子的爸爸每晚陪孩子睡觉，已经得高血压了。孩子晚上睡觉不踏实、哭闹，对于孩子父母来说，真的是一种肉体和精神上的双重折磨。

唯有一个中医劝他们晚上不要给这个孩子吃主食，菜可以随便吃饱，结果晚上睡觉哭闹的次数会偶尔减少一两次，孩子还是子时准时夜啼惊醒，爸爸妈妈束手无策，辗转经朋友介绍到我这里来试试。

这个孩子现在 30 个月，是 33 周早产儿。我问了几个问题：

1. 这一年来你们搬过家吗？

回答：是的，一年前我们搬到现在的四居室。

2. 这一年来有没有更换过陪睡人？

回答：是，一年前妈妈生二胎，在外面月子中心住了 2 个月，中间是保姆陪睡的，后来保姆走了，爸爸陪睡。

3. 这个孩子早上会打喷嚏、流鼻涕吗？

回答：会的，这个孩子晚上睡觉还会打呼噜，张嘴呼吸。

4. 这孩子晚上睡觉出汗吗？

回答：会！每天晚上睡觉入睡后出汗1小时不止！

5.晚上睡觉的姿势是怎样的？

回答：趴着、拱着身体睡觉或者侧卧。

好，我知道答案了！对中医来说，晚上睡觉哭闹的原因虽然复杂，抽丝剥茧找到真相就可以解决问题！右图是小朋友的舌相。

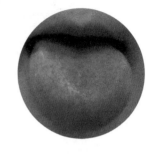

她其实就是心理上的安全感得不到满足，晚上睡觉哭闹主要有两个原因：一是更换了原来的居住环境，二是日夜陪伴的妈妈去生产、坐月子了。还有几个原因，首先，这个孩子是脾胃虚寒、容易积食的孩子。趴睡，我们中医认为胃不和则卧不安，所以前面那个中医让她晚上不吃主食，可以略微改善晚上睡觉哭闹的频次。其次，这个孩子有过敏性鼻炎，晚上张嘴呼吸、打呼噜，鼻子不通气，呼吸不顺畅导致脑部缺氧就容易醒。最后，这是个先天不足的孩子，早产儿肾气不足，胆子会小，晚上盗汗也是小儿缺钙的表现。

孩子夜夜啼哭，会让父母崩溃。精神上，父母不知道孩子为什么会惊醒，会哭闹。孩子表达不清，哭闹就是他们的语言，这时候做父母的只能靠猜。是不是因为热了？饿了？白天受惊了？各种原因，长此以往，家长会心累、焦虑，甚至会抑郁。肉体上更是一种折磨了，孩子在那里哭，孩子晚上睡不好，家长也睡不好，当你好不容易把孩子再次哄入睡了，你自己已经睡意全无了，第二天顶着熊猫眼继续工作。孩子哭、闹，晚上睡不好，第二天情绪会焦虑暴躁。大人晚上睡不好，第二天情绪也会焦虑暴躁。长此以往，持续两个月以上，谁经历过都会疯。其实，小儿晚上哭闹也是一种病，在中医里叫作"夜啼"，哭是小儿表达痛苦和难受的方式之一。

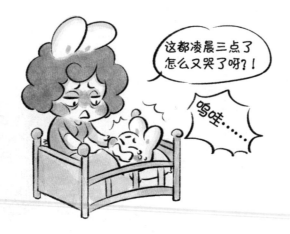

　　孩子为什么半夜会哭？可能是热了、冷了、尿布湿了、便便了、饿了、发烧了、湿疹痒了、蚊子咬了、吹着风腹痛肠痉挛了……遇到这些情况，偶然性的哭是正常的，不算病态。那如果把以上情况都排除了，他还是哭闹呢？连哭三天以上，甚至一个月以上呢？而且你找不到任何原因，当时没有任何干扰，孩子就是哭。孩子为什么哭啊？哭肯定有不舒服，孩子的不舒服究竟在哪里？一定要找出原因。

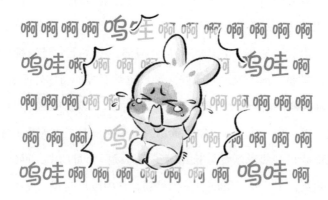

下面大致说一下我的看法，供各位家长参考。首先，不管是《保婴撮要》《张氏医通》，还是《景岳全书》里，对于小儿夜啼，都写到过一句话：夜啼有二，曰脾寒，曰心热也。这两种原因很好分辨，脾寒气滞的夜啼，往往寒象居多：哭声低弱，时哭时止，睡姿蜷曲，腹部喜温，四肢欠温，大便溏薄，小便较清，面色青白，唇色淡红，舌苔薄白，指纹多淡红的皆为寒象。

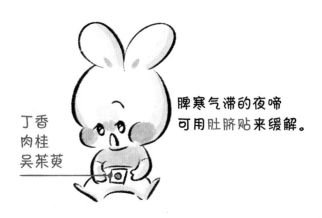

丁香
肉桂
吴茱萸

脾寒气滞的夜啼
可用肚脐贴来缓解。

对于这种夜啼，可以把丁香、肉桂、吴茱萸等少量研细末贴肚脐上来缓解。如果是心经积热的，很简单，热象多哭声响，哭时面赤唇红，烦躁不宁，身腹俱暖，大便秘结，小便短赤，舌尖红，苔薄黄，指纹多紫。

第三种就是受惊后的夜啼，这类往往在安全感缺失、过敏体质孩子身上居多。很多安全感不足、敏感体质的孩子在外出旅游或走亲戚时，晚上会不肯乖乖入睡，要吵着回家。因为孩子需要在自己熟悉的环境，有足够安全感时才能入睡。这时候夜啼怎么办？需要定惊安神，补气养心。我的办法是生龙骨、牡蛎各15g及远志6g、茯苓9g、石菖蒲9g、钩藤9g、蝉蜕6g，给孩子用热水泡脚5分钟。

以上这三种，脾胃虚寒、心经积热、受惊都是传统意义上的夜啼原因，还是比较好处理的。我现在越来越发现，有一种夜啼，用以上这三种办法根本没办法解决。因为导致这种夜啼的是过敏性鼻炎。而且这种过敏性鼻炎早期的症状并不明显，也就是说这个孩子并没有很明显的打喷嚏、流鼻涕等，但是孩子就是鼻黏膜水肿了，呼吸不顺畅。呼吸不顺畅之后孩子不自主地就想换一个姿势，这时候孩子就会醒过来哭闹一下，久而久之，孩子的睡眠质量就会很差。睡眠质量不好之后会引起很多问题，比如长不高、长不结实、免疫力下降，很容易生病。孩子 2～4 岁大脑会再次发育，很多感官系统失调的孩子，都是因为早期睡眠不足、脑部神经发育不全引起的。很多时候学点中医，不仅仅是解决孩子的痛苦，也是解决我们自己的痛苦。

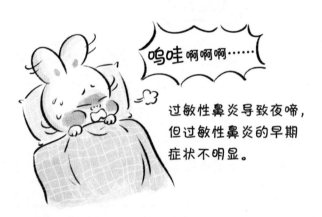

过敏性鼻炎导致夜啼，但过敏性鼻炎的早期症状不明显。

不管大人还是小孩，人活着只有三件大事：吃得下吗？睡得着吗？拉得出吗？三者缺一不可。

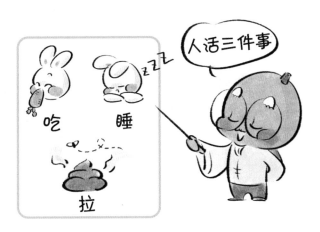

你家孩子还在做这种睡眠训练吗？
当心猝死

之前一个睡眠训练的微信聊天截图流传到各个育儿群里，大致的情况就是一个妈妈加入了某个睡眠训练引导付费群，让 3 个月的宝宝与母亲分房睡，她在外面看监控训练宝宝独立入睡能力。当宝宝翻身趴睡哭闹时，妈妈在房间外面看监控，还录下视频问群友"这样的哭声没事吧？"当群友说"不是大哭就没事"，于是妈妈就任由孩子大哭，继续让孩子"解锁趴睡"。两个小时后，妈妈去给孩子喂奶时却发现孩子已经去世了。3 个月的小宝宝都哭得那么痛苦了，身为妈妈第一反应竟然不是把孩子抱起来，而是在群里询问应该怎么办。

真的无法理解，为什么要引导 3 个月的孩子趴睡？

设想一下，即便是成年人，趴着睡也不舒服。因为趴着睡会导致吸入的空气较少，如果成人呼吸不畅了，我们第一反应是什么？抬一下头，转一下头或用两手撑一把转个身，帮助自己呼吸到更多的空气。但 1 岁或 6 个月以下的孩子呢？他们的四肢还没有发育完全，力量不足，头部肢体协调性也不够，这就特别容易捂住导致意外发生。

西方国家在 50 年前，好像是提倡过趴着睡，但那已经过时了。后来国外发现趴睡会增加婴儿猝死的发生率。美国 11 个州在 3 年间发生的婴儿猝死案例中，就有 20% 是趴着睡而导致的。趴着睡是引起婴儿

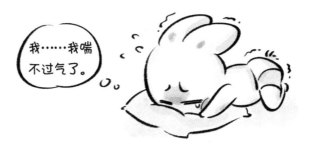

猝死综合征（SIDS）的危险因素之一。

　　这件事还很容易让人联想到 2012 年的时候，全网流行的哭声免疫法、延迟满足、独立睡眠法。不要轻易满足孩子，就算孩子哭了，也决不能心软，孩子哭的时候不要马上抱，哭了不抱，不哭才抱，这样孩子长大才会独立。只是现在，它换了一件衣服，变成"睡眠训练法"上演了。

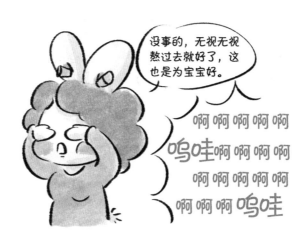

倡导并践行此法的创始人叫约翰·华生，可他本人的孩子被他训练得如何呢？他的大儿子雷纳曾多次自杀，后在 30 多岁时自杀身亡。其前妻的两个孩子，女儿多次自杀，儿子一直流浪，靠华生的施舍才能生活。甚至悲剧在第三代仍在延续，华生的外孙女 Mariette 是酒精成瘾者，并多次考虑自杀。

其实不要说小婴儿了，成年人自己想一下：如果我们想与伴侣要一个拥抱，可对方经常拒绝你、冷落你、疏远你，你还会一直鼓起勇气去亲近信任对方吗？除了小婴儿不能自理，在别的情况下，只要我们成人把自己的情境代入进去想一下，就会知道这些看似科学的理论多么荒谬。

小婴儿夜醒哭闹，你能不理小婴儿吗？不能啊！因为小童胃容量小，饿了要吃奶就是要哭，吃饱了小童就不哭了。什么哭声免疫、哭声控制，小婴儿没有语言表达能力，哭声就是他在表达需求和求助。

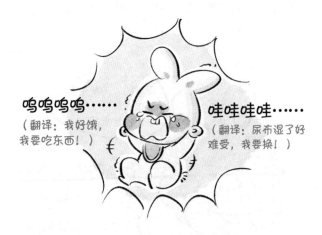

呜呜呜呜……
（翻译：我好饿，我要吃东西！）

哇哇哇哇……
（翻译：尿布湿了好难受，我要换！）

为什么要睡眠训练法？是现在睡眠不好的宝宝太多了吗？但孩子为什么睡眠不好？为什么频繁夜醒？为什么翻来覆去？为什么一放就

醒？为什么爱打呼噜？这些症状背后极有可能是孩子身体发出的求救信号啊！

除了被子厚薄、室内温度等外因之外，还有很多孩子本身的内在因素会影响睡眠，比如孩子白天有没有受惊？有没有玩得太疯？还有胃不和则卧不安，孩子最近消化如何？有没有积食？有没有鼻炎发作？有没有感冒生病咳嗽？鼻塞会导致孩子呼吸不畅，也会影响睡眠，甚至过敏、湿疹、便秘也会导致孩子睡眠不好。每个孩子体质不同，情况不同，是没办法用统一标准去培训的啊！尤其是敏感体质的孩子，就更需要安全感，以及妈妈的陪伴和触摸了。

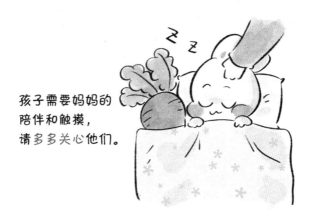

孩子需要妈妈的陪伴和触摸，请多多关心他们。

为什么睡眠训练会受到如此疯狂的追捧？迷信西方所谓科学育儿背后更深层次的原因，是不是因为父母都希望自己的孩子独立呢？但试问：孩子的独立是靠父母孤立和狠心培训出来的吗？恰恰相反，只有获得足够的安全感以及父母回应的孩子才更有勇气离开父母的怀抱去探索世界。

我曾诊疗过一名患者，他出生在一个精英家庭，父母都是银行的高管。这个患者有严重的抑郁症，他告诉我，他的父母从小陪伴他的时间很少，父母一直逼他要坚强，让他出国留学深造。即便在他告诉父母自己有抑郁症时，父亲仍旧认为他在装病，逼他要坚强，即便在他告诉母亲自己一个人在家很害怕，需要陪伴时，他的母亲仍选择外出开会。其实他已经病了，他无法坚强了。他告诉我从小他就觉得很痛苦，没有安全感，经常感到无助，他真的很希望得到父母更多的爱、关注和陪伴。

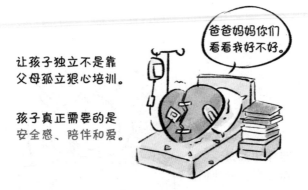

有的孩子终其一生，都在等父母的认可。现在的父母都喜欢说一句话："不能让孩子输在起跑线上。"但大部分父母并不知道，对孩子真正的富养，不是给最多的钱，不是给最好的食物，而是给最多的陪伴。给孩子一个有安全感的童年，对他的一生来说，太重要了。最后，千言万语汇成一句话：锦衣玉食，不如爱与相伴。

睡觉总磨牙，是蛔虫在作怪吗

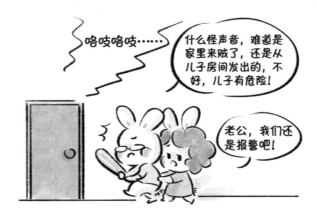

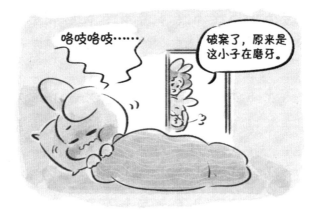

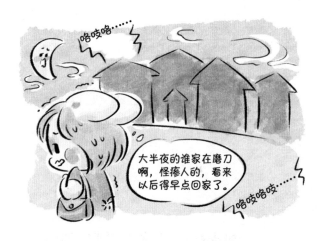

　　我看到过一位粉丝的留言，他说："米医生，我以前睡觉老磨牙，后来我姥姥让我睡前嚼片陈皮，陈皮都被我吃没了。您是医生，您说这是什么原因？"

　　看完这个留言后，我陷入了沉思。除了蛔虫，还会是啥呢？我把自己读过的书快速地在脑海里过了一遍，想从中找出蛛丝马迹，搜索无果。

　　下面这则磨牙的医案来自岳美中老先生真实的病案，他学中医的初心跟千千万万的你们是一样的：自需、刚需。当初为治好自己的肺病，岳老既无家传，也无师承，全靠夜夜挑灯拼搏自学，就这样一副没小怪，也没大怪的臭牌，活脱脱被岳老逆袭成功了。

　　故事发生在40多年前的一个晚上，春节刚过完没多久，岳老的一个好友宋先生，提着一篮子苹果，带着他儿子来探望岳老。几番寒暄后，宋先生谈到最近自己睡眠很不好，哽咽后说："岳老，我儿子今年25岁了，至今没女朋友也就算了，可夜夜入睡后磨牙不停，这声音啊，没亲耳听过真感同身受不了，就像杀猪前磨刀子声，嗞啦嗞啦的。

路人从我家门前走过都能听见，我和孩子他妈被这声音搞得心惊肉跳，没法安睡啊！岳老，你救救我们一家吧！"

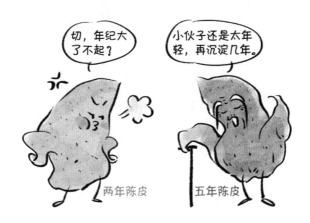

两年陈皮

五年陈皮

岳老一听，非常谦虚地说："成人磨牙可真不多见啊，医书里没记载过，我临床上也没类似经验，我只能靠四诊合参了。"

岳老搭脉后，发现老友儿子滑脉比较明显，滑脉一般是痰湿体质多见。看其身形又高又大，脸上油脂较多，认为他是痰湿积聚于中焦，痰性黏稠阻碍了经络运行，气机郁滞，足阳明胃经入上牙床，导致磨牙。

处方：二陈汤加焦荷叶。

法半夏 9g，云茯苓 9g，化橘红（陈皮）9g，炙甘草 6g，焦荷叶 9g。水煎服 10 剂。（药方仅供参考，请读者在专业医师指导下辨证用药。）

法半夏、云茯苓、化橘红（陈皮）、炙甘草就是二陈汤配伍，为什么取名二陈？就是因为陈皮、法半夏都是越久越好，越久越平和，燥性越小。平时在地铁里打架滋事的多半都是小伙子，大家看见过七八十岁的老人在地铁里打架滋事的吗？让他打也打不起来了，没燥性和火性了。

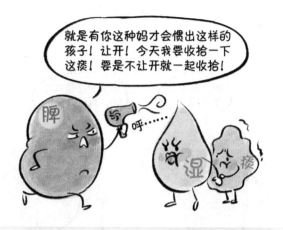

　　法半夏和陈皮主要是用来化痰。气堵了就容易生痰，痰一旦积聚在身体内，气机就会更加阻滞，这时候就用法半夏来燥湿，用陈皮来理气，当然它俩同时都能化痰。

　　我们身体里的气顺了，痰就会降。痰从何来？痰的来源是湿，所以用茯苓助力健脾利湿，祛痰湿的同时再给我们的小脾胃用甘草补一补，中焦脾胃健运湿气就容易化了，痰自然也就没啦！

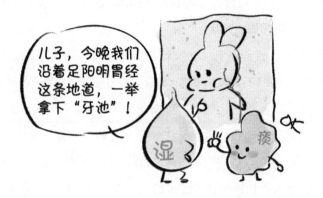

　　焦荷叶又有什么用呢？整个处方里用二陈化痰湿，用荷叶清肝，

而焦为苦味泻心火（心与胃相通）。

宋先生的儿子 5 剂下去后，磨牙声减少，10 剂下去后痊愈了。这个患者的痰聚集在脾胃中焦，经脉循行后影响到牙齿，岳老找准病因后用二陈汤祛痰，效果自然非常快。

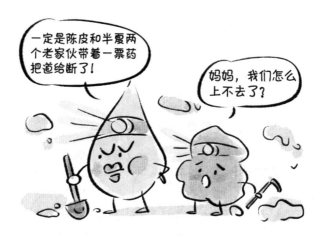

细心的同学要问了：什么叫陈皮理气呢？我们的脾有脾气，心有心气，肾有肾气，每一个都得罪不起。但请记住胃气是重中之重，中医称"得胃气则生，失胃气则死"。气以和为贵，气以通为贵。我们的身体好比和和气气相亲相爱的一大家子，突然一天来了个不速之客，把整个一大家子搞不和谐了，气不顺了，这时候就可以请陈皮这个和事佬来讲和，陈皮可以用自己的辛散和苦降的特性把这个不速之客请出去。

孩子尿床千万别骂，是身体出问题了

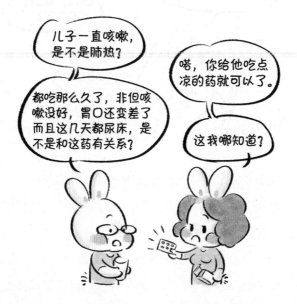

　　常看我文章的朋友应该知道，我一直提醒大家不要轻易给孩子用大苦大寒的药。小儿是稚阳之体，身体里的这根阳苗苗是很嫩的，好好呵护都来不及，怎么能随随便便用大量苦寒的药去灭呢？但现实是，不管你苦口婆心说多少遍，还是会有妈妈踩雷。有个妈妈在微信群里问："10岁孩子误吃寒凉药导致现在尿床和怕冷，该如何补救？"这个妈妈让孩子喝了白花蛇舌草，而且把鲜草的用量建议换成了等量的干草，给孩子喝了整整三天。

　　白花蛇舌草是一味清热解毒的药，它跟蒲公英、金银花、野菊花一样，都是又苦又寒的。什么时候会用白花蛇舌草呢？一是被毒蛇咬了外敷；二是皮肤出现了疮疡肿毒（就是那种身上起脓包的，热证）；三是咽喉肿痛（热证）时，它能清热解毒，消散痈肿。除此之外，白花蛇舌草的药性还能往下走，它可以利湿通淋，就是能治尿路感染的那种小便涩痛，这也是这个孩子吃多之后会遗尿的原因，凉到膀胱了。本来膀胱在身体里如沐春风，专门用来贮藏热乎乎的尿，冷不丁一杯苦寒的白花蛇舌草水冲下来，膀胱直接换季到冬天了，闸门开合都被冻得失灵了。从中医的角度来看，膀胱和肾是直接相通的，伤害膀胱就是伤害肾，因为膀胱贮尿和排尿全依仗着背后肾的气化功能。所以归根到底：这位母亲啊，你伤到孩子的肾了。

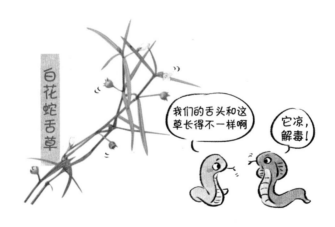

　　接下来我们做一道数学题，鲜草 50g 和中药干草 50g，看着分量一样，哪个药性更强？

　　当然是干草，这个妈妈无形中把剂量翻了 3 倍不止，别说 10 岁的孩子了，30 岁的成人也未必吃得消。再加上孩子出现怕冷，妥妥是伤到阳气了。

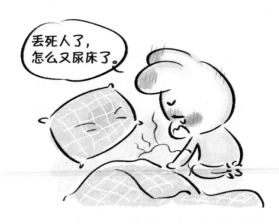

那怎么办呢？切记：没有医生的指导，不要给孩子乱吃药，更不要给孩子乱吃苦寒的药！那像这种伤到肾的遗尿怎么治呢？

遗尿通常指小儿在睡眠中不自觉地尿出来，等醒来后才会觉知，有些孩子甚至到了 12 岁，还会出现这种现象。病因不外乎先天不足或后天调养失宜。像上面案例中妈妈让孩子误食寒凉药物就是调养失宜，导致孩子身体下半部分虚寒，肾气不足了。人到晚上睡觉平躺时，身体的阳气会由表至内而收，这时候身体下半部分的阳气会变少。肾阳不足的孩子就会无力顾及膀胱，所以睡觉时尿就会漏出来了。

那到底怎么治呢？不难，下面我给大家讲一则医案故事，来自刘弼臣，相信大家看完后答案自在心中。

这个小病人 8 岁，主诉遗尿 4 年，夜里经常尿床，而且多梦，容易惊醒，去过很多医院检查并没有发现器质性病。刘老一看：病人面色青暗，舌头淡红（有虚寒表现），舌苔薄白，脉细而无力（肾气不足）。

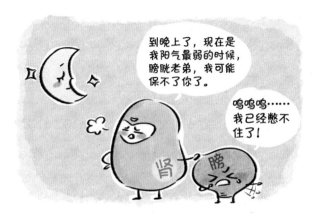

刘老决定温补肾气，肾气足了尿自然就能止住。

方子：补骨脂 10g，桑螵蛸 10g，天台乌药 10g，益智仁 10g，菖蒲 10g，生龙牡各 15g，熟地 10g，山药 10g，山茱萸 10g，茯苓 10g，泽泻 10g，丹皮 10g（15 剂）。（药方仅供参考，请读者在专业医师指导下辨证用药。）

方子很简单，分两部分，前面 7 味药来自治遗尿的桑螵蛸散加减，桑螵蛸、补骨脂、天台乌药、益智仁都是补肾助阳、固精缩尿的，生龙骨和生牡蛎都是镇惊安神的（此小儿容易惊醒）。方子后面的 6 味药呢？是大名鼎鼎的滋阴补肾的六味地黄汤（丸）。前面 7 味药补阳，后面 6 味药补阴，其实就是"阴中求阳"的寓意。

什么意思呢？中医认为人是一个整体，我们体内的气和血，阴和阳都是相互依存，相互为用的，如果只是单独用助阳温热的药，势必会造成温燥伤阴，导致阴液的亏虚，所以高明的医生一定会两头兼顾，补阳的时候适当地补一点阴。

效果如何呢？二诊时，孩子遗尿次数减少了，但是吃饭胃口不好，而且还是有点多梦,继上方加宁心安神的炒枣仁 10g,焦三仙各 10g(消积食开胃)。15 剂后三诊,孩子面色变得红润,也有胃口吃饭了,仅偶尔出现遗尿,多梦易惊好转。刘老嘱咐将上方配成药丸再吃两个月巩固疗效。半年后,家长来电告知患儿已痊愈,未再复发。

中医治遗尿疗效一直很好,但我想提醒爸爸妈妈,不管是出于什么原因,在没有医生的指导下,一定不要给孩子吃大剂量的苦寒之药。像上面这个孩子,吃了之后连尿都控制不住了,肾阳被伤得很严重,可想而知他的脾胃也不会好到哪里去,所以他才会说怕冷。有时候图一时之快用寒凉的药物去清、去压,带给孩子的虚寒可能要用十倍、百倍的时间去养、去调,划得来吗?

那么多的脾肺虚寒过敏性鼻炎的孩子从哪里来的?就是想一时之快去解决问题。结果呢?问题非但没解决,还把孩子搞成了虚寒体质,还要花成倍的时间去慢慢把孩子养回来。这是何苦呢?有时慢一点反而会快一点。更何况,中医一点都不慢。

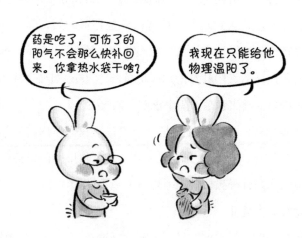

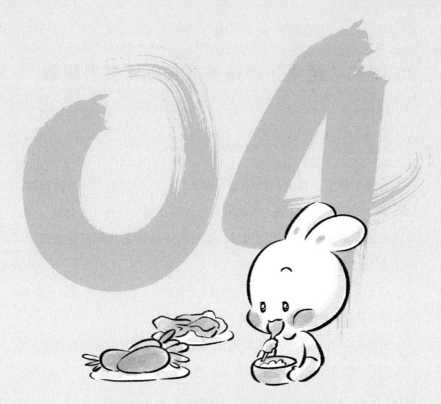

04

怎样让孩子的脾胃
更加强壮

脾的"运化"对孩子成长发育有多重要

　　真能帮孩子长高变壮的不是补品、钙片、助长贴，而是睡得好、运动好、心情好、不生病、运化好这五件事。最后一点"运化好"，指的就是孩子脾胃功能运化能力强，能把吃下去的东西都转化成营养，转化成气血。

　　很多家长看完后，总会留言问我："米医生，那怎么调理孩子脾胃呢？孩子总是爱积食，面色发黄，瘦小不长个。"

　　如果此时此刻我把小儿脾胃生理特点、症候、病机、方药运用、与其他脏腑的关系通通搬上来的话，相信是没有人想看的，还是从医案入手吧。

　　我们先来学习一下钱乙的医案。钱乙是谁？"欲得小儿安，常要三分饥与寒。"这句话就是钱乙说的。六味地黄丸也是钱乙发明的。

　　中国医学史上把钱乙尊称为"儿科之圣""幼科之鼻祖"。从用药用方上来说，他非常灵活，善于继承古方，但又不会拘泥于古方，比如六味地黄丸的原方其实是《金匮要略》的崔氏八味丸，钱先生结合小儿的特性，在此方上稍做改动后创新发明了六味地黄丸。结果六味地黄丸就从那时开始火到现在，至今仍没过气，风头大有盖过崔氏八味丸之势。

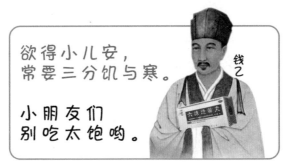

欲得小儿安，
常要三分饥与寒。

小朋友们
别吃太饱哟。

钱乙

除了用药用方，钱乙对小儿脾胃病的辨证那也是一绝，奥秘尽在他的医案之中。先看以下两则。

第一则：患儿5岁，每天晚上开始发烧，早晨又好了，很多医生跑来一看，有的认为是风寒，有的认为是风热，然后用了很多凉药下去，非但没见效，结果搞得孩子还开始流口水、昏睡了。后来又有个医生直接用了铁粉丸化痰，结果孩子病得更厉害了。又过了五天，孩子开始口渴不止，这户人家开始慌了，于是钱乙出场了。钱乙怎么治的呢？白术一两打成粉，用三升的水煎煮，直接给孩子代茶饮。

这时候孩子家里人就问了："这样喝下去，孩子不会腹泻吗？"钱乙回答，水要满了才会往外泄，水没有满哪里会往外泄呢？而且不可再攻下了。

这孩子家里人接着又问："请问先生现在治的是什么病？"

钱乙回答道："止渴用这个药，化痰也用这个药，退热清里都用这个药。"到了晚上，三升白术水喝完了，接着钱乙又让孩子再喝了一天，到第三天这个孩子不渴了，也不流口水了，再吃了点阿胶散善后就痊愈了（阿胶散成分：阿胶、炙甘草、杏仁、糯米等）。

其实这个孩子晚上发热，白天又好了，就是积食发热。一开始如果用对消食化积的药就没事了，但很多时候就是被误治耽误了，吃了寒凉的药物后伤了脾胃阳气，脾气一虚，这个孩子就会流口水、困乏昏睡。然后再砸了个铁粉，脾气更虚，病情更加严重了。最后为什么会口渴呢？因为脾气实在太虚，脾虚生湿不生津了，我们身体里的津液都需要靠脾气来输布的（气不化津了）。

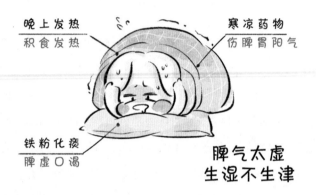

这时候钱乙怎么治的？第一，他说不能再攻下了，因为造成现在局面的就是之前用寒凉药物去攻伐太过，伤了脾胃阳气造成的；第二，他从脾土入手，用白术煮水，白术苦温，走脾胃经，既能补充津液，又能补气健脾，治疗脾胃虚弱。

第二个案子的患儿2岁，腹泻，前面的医生一开始都是给患儿拼命止泻，10天左右后，腹泻非但没有止住，反而开始拉出青白便便，里面还有没消化的奶瓣，孩子身体开始发凉，还出现了哕气昏睡的问题。这时候又轮到钱乙出场了。怎么治？钱乙先开了补脾补肺的药，吃了3天后孩子的身体开始温热了，也不哕气了（差不多就是活过来缓过来的意思），接着钱乙再用消积和补脾药两剂，腹泻止住。

其实这个案子一开始就是因为脾虚吃下去的乳食不消化，所以腹泻，跟上面的医案一样。怎么治？健脾助运消积来止泻才是正道，然后误投止泻涩肠的药下去后，大便青白，昏睡身凉都是脾胃虚寒之象。这时候钱乙先用补脾补肺的药让孩子脾阳恢复，接着再用消积滞的药去消积，最后再用补脾的药善后。

从这两个危案里，可以得到什么教训？两个孩子一开始都是脾虚积滞不消化，这是小儿常见病证，但是误伤脾胃阳气之后，就危重了。

所以，想调理好孩子脾胃就要谨记以下几点：

不要给孩子吃太多；

不要轻易去伤孩子的脾胃阳气；

不要随便把蒲地蓝、蓝芩口服液当饮料喝；

不要过度吃寒凉的冰酸奶、雪糕、水果；

不要把孩子脾胃这个灶头给泼凉了。

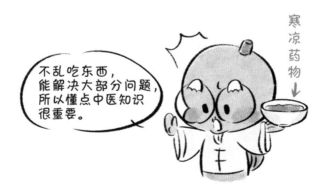

做好以上几点，不仅对孩子身体好，还可以让父母省心、省时间、省钱。接下来我们再来分析脾胃的虚实、寒热。如果是实，脾胃有伏热，很多孩子喜欢弄舌，舔舌头，唇炎，我们可以用泻黄散；如果有积滞，吃多了，我们可以用消积丸、保和丸、焦三仙煮水；如果是虚，比如胃有虚热，脾气下陷，我们可以用四君子汤，加木香、藿香；如果是脾虚气滞，我们可以用异功散（四君子汤＋陈皮）；如果中气虚寒，我们可以用理中丸等。

很多时候，我们说小儿脾胃难调，难在哪里？其实不是难在孩子，而是难在父母，难在爷爷奶奶、外公外婆，因为我们太舍不得让孩子留有三分饥与寒了。

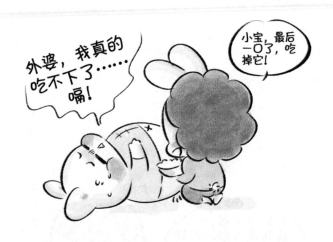

为何孩子容易反复积食

积食说白了就是孩子吃多了不消化。小儿积食是妈妈群里永远热门的话题，因为积食是小儿生病的第一张"多米诺骨牌"，如果这张牌倒了，后面就会引发更多问题，比如咳嗽、发烧、小儿反复呼吸道感染、盗汗、舌苔剥落、厌食、入睡困难、夜啼……所以很多家长会非常关心如何预防积食。

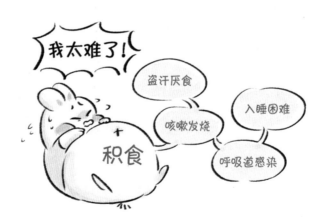

在回答这个问题之前，我们先要找到孩子积食的原因。大体上来说，孩子积食有两种情况：

第一种，孩子确实吃多了。比如节假日期间孩子吃多了，像这种偶尔积食，马上换到清淡饮食，再加上保和丸，还是比较容易处理的。

比较难处理的是第二种，孩子吃得不算多，饮食也偏清淡，可还是经常积食，舌头中部厚腻、口臭、大便酸臭，这就可能是孩子真的脾虚了，脾的运化能力差了。

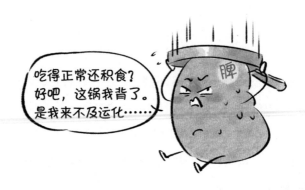

首先来科普一下，什么是脾的运化能力。

什么是"运"？食物经过胃的研磨后会下达小肠，通过小肠再分解成营养和残渣，残渣会接着往大肠走。脾会负责把这些精华营养运输给全身，这个物流传输过程就是脾"运"的功能。

再说一下什么是"化"，我们吃下去的东西是不能直接被心肝肺脾肾等器官直接吸收的，这当中需要转化，靠谁来转化？靠脾。它会把胃消磨完的食物渣渣，进一步"化"成身体脏腑能够吸收的气、血、津液等物质。所以，如果一个孩子脾的运化能力很强，可以源源不断把吃下去的食物转化成身体所需的能量，那这个孩子一定长得很壮实，也不容易生病。相反，如果一个孩子脾的运化能力很弱，脾虚，吃下去的食物没有变成身体需要的营养，而是一直积在那里不消化（积食），那孩子一定很容易生病，面色萎黄，瘦小，厌食。

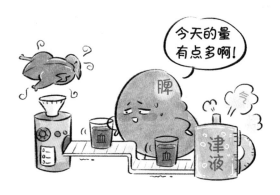

当然，还有一类孩子虽然面色萎黄，脾虚，但是胃口超级好，怎么吃都吃不饱，甚至越吃越瘦。这类孩子，就是中医常说的胃强脾弱（大便前干后稀、磨牙、胃口好、吃不胖，四肢很瘦，可能会有湿疹）。这类孩子不停地想吃零食，根本原因是胃火炽盛，身体下意识在给胃填东西"灭火"，好让"熊熊胃火"有东西可以烧。这类孩子补脾的同时，千万要注意养胃阴。

有脾虚、胃口还超级好的孩子，就有脾虚、胃口超级不好的孩子。

"肝脾不和"的脾虚娃，常见胃口差（还附带各种不开心、拧巴、内向、敏感）。脾的运化离不开肝气的疏通散泄。"肝脾不和"说白了就是人不

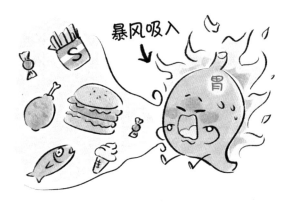

开心，肝气一直郁堵在那里，肝不动，脾也跟着不动，直接导致脾的运化能力下降。这种肝气郁结导致的脾虚，在很多上了学，开始有学业压力的孩子中多见。对于这类脾虚的孩子，在补脾的时候，就要注意疏肝。

究竟如何预防积食？答：只有强大孩子的脾运化能力这一条路。下面推荐三款补脾、助力脾运化的方子。

No.1 八珍糕

八珍糕是慈禧脾胃虚弱时，太医院给她开的"健脾糕"。后来慈禧很喜欢吃，慢慢改名为八珍糕。作用主要就是祛湿健脾，补中益气。

食材：

八珍粉100g（太子参6g、白术9g、炒白扁豆15g、芡实15g、茯苓15g、生山药15g、莲子肉10g、炒薏苡仁15g），大米粉100g，糯米粉30g，藕粉20g（如果没有藕粉，就换成糯米粉），红枣7个

做法：

1.先将中药房买来的中药粉，还有大米、糯米研成粉末，再过筛混合。

2.把7个红枣去核蒸熟，加300ml水，放入料理机打成红枣糊，根据口味适度进行调味。

3.将1和2混合，再适当加点开水把粉揉成面团，静置20分钟。

4.用月饼磨具或放入玻璃碗里塑形。

5.最后上锅蒸40分钟，切3～4块，每天给孩子吃1块。

No.2 石斛山药泥小米粥

食材：

鲜石斛 2 根，山药小半根，小米 15g，大米 35g

石斛是益胃生津、滋阴清热的；山药补脾养胃，益肺，补肾，同时祛湿。

做法：

1. 石斛洗干净，山药去皮。

2. 把石斛山药加适量水榨汁。

3. 把米洗净与石斛山药汁煲粥即可。

No.3 山楂麦芽开胃茶

食材：

生麦芽 15g，焦山楂 3g，怀山药 3g，红枣 3 个

做法：

把所有食材洗干净，用养生壶煮 40 分钟即可。

生麦芽是健脾和胃、疏肝行气的，简单来说它可以冲开郁结的肝气，同时又能促进脾的运化。口感酸甜，一般孩子都爱喝。

总结：

第一个八珍糕，基本适合大部分脾虚的孩子（中医讲究阴中求阳）。如果怕麻烦，也可以选八珍米，混在米饭里吃，同时配合儿推摩腹、足三里、揉板门、补脾经各5分钟。

第二个食谱适合胃强脾弱的孩子。石斛是养胃阴，清胃热的，儿推手法在第一个基础上加清胃经，清大肠。

第三个适合肝脾不和的孩子。生麦芽是健脾和胃、疏肝行气的，儿推的手法在第一个基础上加清肝经。

但是记住，这三个食谱，是在孩子没有积食及舌苔薄白、比较干净的情况下吃的。如果孩子已经舌苔厚腻了，先消积（不严重的话，焦三仙6g煮水喝）！

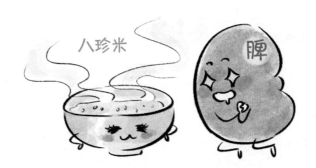

长期大便前干后稀，是什么原因

很多妈妈常常问我一个问题："米医生，为什么我家孩子总是大便前面干，后面稀？"

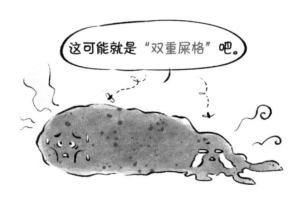

如果是西医来看以上症状都不算事儿，因为粪便在结肠中，不是马上出现的，而是逐步一点点酝酿出来的。在这个过程中，粪便会像海绵吸水一样逐步被肠道吸收水分，在肠道中停留时间越久就会越干。所以只要孩子两次排便时间间隔比较久，有便秘的话，那孩子刚拉出来的大便就会比较干。

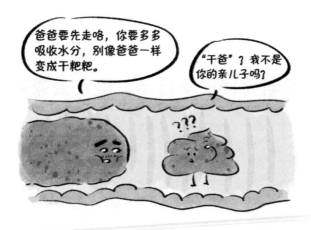

　　西医会告诉你："您的孩子肠蠕动功能较差。"但如果放到中医来看呢？我们还是要抓个案来说，有个妈妈讲，孩子一直便秘，三天左右大便一次，偶尔还会四五天一次；每次都是前面干，后面稀，不成形。这样"前干后稀"的便便到底是怎么回事？

　　"稀"就是水多，这部分水本应该通过小便排走，现在竟留在大便里。膀胱只是贮尿的一个容器，真正与粪便干湿情况相关的是小肠和脾胃。如小肠的泌别清浊异常则大便稀薄，小肠受盛，化物和泌别清浊的功能实际上是脾胃升清降浊功能的具体表现。什么意思？说白了小肠会从胃那里接收到初级加工完成的营养水液，然后进行清浊传送工作，质地比较清且有继续吸收营养价值的上交给脾，脾运化后再滋养全身脏腑，上传于肺，输布全身，或渗入膀胱，成为尿液生成之源。

　　比较浑浊的液体呢？就传送给大肠消化，消化完其中营养物质后继续上交给脾，剩下的废物大肠开始生产便便。在这个过程中，胃、小肠、大肠都会把分离出来的清液上交给脾，脾的工作量可以说相当大，但如果脾过度劳累甚至脾很虚呢？

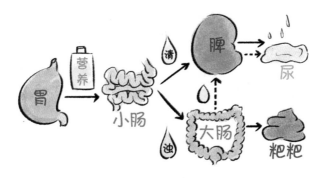

　　结果当然就是大肠里的粪便水分比较多。简单来说就是：如果你的小脾很强壮，脾很能运化水液，那小肠、大肠就可以把吃下去的食物消化后的清液源源不断给予脾，脾再源源不断运化后滋养五脏六腑。但如果脾不给力，脾拒接，小肠、大肠分离出来的清液只能混在粪便里排泄了。这其实就是我们常说的消化不良，食物还没完全消化完，没来得及被脾运化成营养就直接被排出来了。这也是为什么中医里说，小肠受盛，化物和泌别清浊的功能实际上是脾胃升清降浊功能的具体表现。

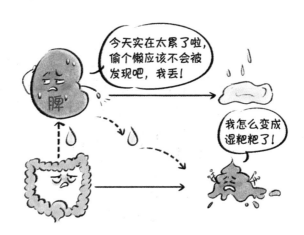

稀粪便，谁是罪魁祸首？还是脾的虚弱无力啊！

看到这，大家会问：既然脾虚，那为什么粪便的前段是硬的、干的呢？从粪便"前干"来看，是有热、有燥；从粪便"后稀"来看是脾虚有湿。根据我的临床经验来看，这类孩子往往是阴虚偏热的体质，最常见的就是这类孩子超级爱吃水果。为什么？阴虚生内热。阴虚体质的人往往容易觉得身体里燥热，所以喜欢吃凉一点的，表现在孩子身上就容易出现嘴巴干，喜欢吃凉的、甜的水果，但偏凉的水果多吃会怎么样？伤脾阳啊，伤了脾阳之后，运化火力不够了，当然粪便就软趴趴了。

再看群里这个妈妈自己的描述："胃口不错，喜欢吃零食，虽然从来不给他吃垃圾零食，但总喜欢往嘴里塞点东西。"果然，这多半是个阴虚的娃。

什么是阴虚？就是胃的阴液不足，孩子不停想吃零食，不过是身体下意识在给胃补水，所以根本不是孩子贪吃，而是孩子胃的阴阳不平衡了。胃阴虚的孩子体质总体偏热，肠道也会相对较干，非常容易便秘，三四天拉一次便便，已经很争气，很给妈妈面子了。

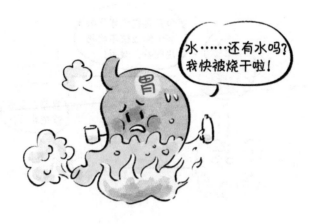

这时候妈妈的注意力如果一个劲放在大便干上，然后用大量水果或苦寒清热的药给孩子通大便，那么就只会加重孩子的脾胃虚寒，大便后面不成形足以证明孩子脾阳已经不足了。

那大家肯定要问：我是成人，也长期便便"前干后稀"怎么破？和小儿一样的道理，也是脾虚。我遇见过不少健身教练，虽然看上去都是肌肉男，但都是长期便溏，大便不成形，长此以往外强中干。原因都是长期迷恋沙拉代餐伤了脾阳所致。

一方水土养一方人，国外那套行得通行不通，你的粪便是最好的证明。说到底，我们还是中国人的胃。

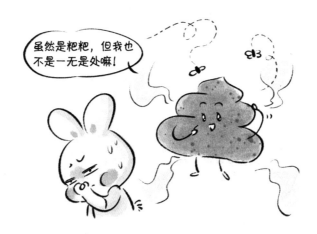

孩子老是没食欲，是脾胃不工作了

每年流感"中奖"的小孩都很多，除了发烧咽痛头痛，很多孩子出现没什么食欲的情况。好多孩子的长辈一看到孩子发烧、不吃饭，扯着嗓子对我说："这孩子厌食，不吃饭哪！"其实孩子不吃饭并不等于厌食。

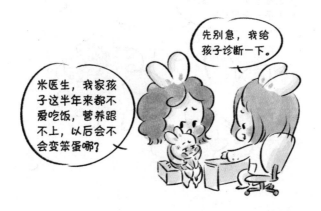

一、什么是厌食？

厌食指的是小儿长期不思进食。"不食""不思食""恶食"是古人对小孩不爱吃饭的描述，但"厌食"这个病名大约在 20 世纪 80 年代才被写入儿科教材。几岁的孩子会厌食？多发于 3 ~ 6 岁。那么这里的"长期"是多久呢？2个月以上。但发烧或其他内伤疾病导致的短时间内的积食或食欲下降，不属于西医所说的厌食症。

为什么古代没这个病？因为当时穷，能吃饱就是福。那为什么现在的孩子厌食的多？除了孩子生理上的脾胃功能本来就不好，主要的原因，就是喂养不当。

先看看你家孩子有没有以下表现：

1.长期（2个月以上）不想吃东西，食量显著少于同龄正常儿童。

2.有嗳气、泛恶心、胃不舒服、大便不好的症状，或伴面色没有光泽、形体偏瘦等症，但通常来说，精神还不错，活动如常。

3.有喂养不当史，如进食无定量，过度进食生冷、甘甜厚味、零食或偏食等。

4.排除其他外感、内伤疾病。

二、怎么会厌食？

家长宠小孩，小孩爱吃什么给什么，挑食、偏食、爱吃有味道的零食，家长顺着小孩；贪玩、不按时吃饭，一会儿饿一会儿饱；家长强迫小

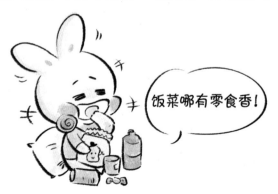

饭菜哪有零食香！

孩将各种山珍海味往嘴巴里塞。现在城市家庭条件好了，甚至有家长给小孩吃补品，这些都是在给脾胃雪上加霜。

厌食就是个脾胃病，准确讲是脾气虚，脾胃运化功能失常。胃司受纳，为水谷之海。胃就像一个口袋先接住吃进来的食物，然后通过肝的疏泄功能，促进胆汁排泄，刺激胃酸分泌，把食物都揉得烂烂的，以便后续的器官进行工作。

脾主运化，主升清。脾会把已加工过的食物分门别类加工成气血、津液上送到心肺，下送到大小肠、膀胱肾。《灵枢·脉度》中记载："脾气通于口，脾和则口能知五谷矣。"脾功能不好，吃什么都不香，久而久之都不肯吃了。一旦脾胃调和，才尝得出食物的味道，才愿吃东西，才能把吃下去的食物都消化掉。

要治好这个病，家长首先得铁了心不宠孩子，宠孩子就是害了孩子！必须养成习惯，规规矩矩地吃饭，什么都得吃，不喜欢的也得吃一口，在此基础上配合中药调理。

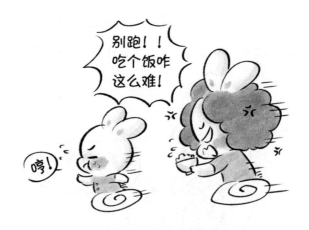

三、怎么治疗？

一般常用的一个方子：

太子参 6g、茯苓 6g、白术 6g、甘草 3g；

木香 3g、砂仁 1g；

陈皮 3g、制半夏 3g；

白芍 6g、枳壳 6g、桔梗 6g；

焦三仙各 6g。（药方仅供参考，请读者在专业医师指导下辨证用药。）

看着晕？一行一行对应往下看：

补气的四君子汤；

醒脾理气的香砂；

祛湿的二陈汤；

柔肝理气的白芍、枳壳、桔梗；

消除积食的焦三仙。

孩子长久不好好吃饭，先用四君子汤健脾，把气补上。原方是党参，这里我改用了太子参。太子参又名孩儿参，是一味清补的药，适合小孩用，不会补得太过。白术化湿，茯苓利水，两味药常一起用，也叫药对。甘草是补气、调和药物的。那木香、砂仁呢？木香和砂仁可以一起把身体里不顺的气都捋顺，进一步帮助运化。加上四君子汤，也叫"香砂六君子汤"。

《赤水玄珠全集·卷十三》："不能食者，由脾胃馁弱，或病后而脾胃之气未复，或痰客中焦，以故不思食，非心下痞满而恶食也。治当补益以开豁之，丹溪导痰运脾之法皆是也。"用六君子汤，配合二陈汤，也就是这个意思，目的就是要把长期以来脾胃功能不佳所遗留下来的湿气都给去掉！

剩下的就是白芍、桔梗、枳壳、焦三仙。白芍很简单，它养血柔肝敛阴，还可以防止木香、砂仁这些香燥行气的药损伤阴液。枳壳和桔梗也是药对，能够继续帮助通肺利膈下气，调畅身体里的气机。最后焦三仙继续消积食，把堵在肠道里的垃圾清扫干净，慢慢地就能把胃口恢复过来，孩子抵抗力也渐渐就上来了。

还有一点，家长们一定要注意，很多时候小儿脾不足，生产不出足够的气血会导致肺气不足，抵抗外来病菌的能力不够强大，就容易染上流感，加之生病的过程中又很容易影响食欲，食欲不佳，抵抗力就变差，然后就恶性循环。

米油有很好的补气健脾的功效，是家庭必备性价比最高的食疗方！有点便秘的孩子，还能适当加点南瓜。南瓜性温，入脾胃经的，且含一些膳食纤维，不仅暖胃也帮助消化。

有家长提问：积食和厌食的区别在哪里呢？积食的小孩也会胃口不好，而且晨起有口气，大便酸臭，这些症状，厌食的孩子就很少有，且厌食的小孩也不太会夜间发热！

最后送上厌食的儿推手法：清脾经、分阴阳、运内八卦、推四横纹、推清天河水、点揉脾腧。

小儿厌食都是家长的责任。

导致孩子厌食的这种病菌，
你家餐桌上可能就有

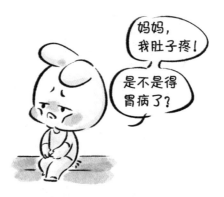

在很多人印象里，胃病是成年人的专属，小孩子怎么会得呢？可事实上，现在很多小孩子一样会得胃病，而且发病率还不低。

接诊时见到过一个妈妈带着孩子看病，妈妈主诉孩子消化不良，经常腹痛、胃痛，孩子一吃多就容易胀气，还打嗝。就在看诊时，孩子嘴里还吃着苏打饼干，因为孩子胃又不舒服了。我下意识就问妈妈："孩子平时饮食如何？水果、冷饮吃得多吗？"妈妈说："饮食正常，吃得不多。"再看一下右图这个孩子的舌头。

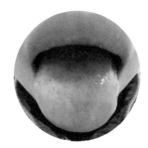

虽然他还是个 11 岁的孩子，但他却有着一个成年人胃炎基本的舌相。首先，这个舌头是偏淡胖的，说明孩子体质偏寒。其次，舌头中间也是偏寒的，说明这个孩子一定有胃病。然后我问妈妈："这个孩子小时候是谁带大的？是奶奶还是外婆？"妈妈回答："奶奶。"我说："奶奶是不是有幽门螺旋杆菌？孩子小时候她是不是喜欢给孩子嘴对嘴喂饭？"妈妈回答："是的。"这已经不是我遇见的首例了，老人有幽门螺旋杆菌，又带孩子，孩子基本都会感染幽门螺旋杆菌。

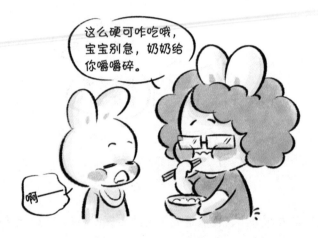

那么什么是幽门螺旋杆菌？见下图，它有点像穿着绿色外衣的蚯蚓，但是多出几条腿。

不要小看它，它会长期寄生在胃黏膜组织中（胃酸是杀不死它的），是慢性胃炎和消化性溃疡的主要病因。幽门螺旋杆菌感染人数最多的国家就是中国，基本上马路上随机选两个成年人，里面就有一个人携带幽门螺旋杆菌（中国幽门螺旋杆菌感染率高达

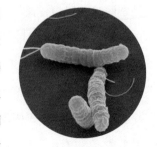

59%），但很多成年人并不会真正重视它。因为幽门螺旋杆菌带来的很多轻微消化不良、腹胀腹痛，很多成年人熬一熬就过去了，但对体质较弱的孩子来说，就未必了。

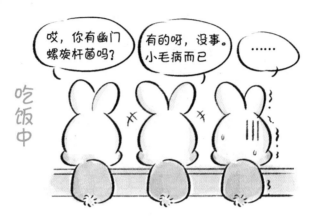

当前我国10岁以下儿童幽门螺旋杆菌的感染率不低，大家可以在网上查一下。中医是没有幽门螺旋杆菌这个概念的，中医治病看症状，有没有腹胀、反酸、胃灼热、嗳气、脘腹疼痛等。如果孩子反复出现上面症状时，真的要警惕了。如果孩子感染幽门螺旋杆菌，从西医的角度来说会导致孩子消化吸收功能变差；从中医角度来说，这个孩子脾胃功能一定不会好，脾胃是后天之本，这个孩子一定不会长高变壮。

事实也是如此，这个小患者面黄肌瘦，他11岁但是身高只有136 cm，比同龄男孩要矮。在治疗中，对于小儿不明原因消化不良和生长落后者，的确是会建议去检查幽门螺旋杆菌。确诊后，常规治疗方案有抗生素三联四联药物，但这事情就像治理臭河浜的细菌，放着河水内部环境不管，光杀菌有用吗？病毒也是很聪明的，如果生存环境不改变，它们"野火烧不尽，春风吹又来了"。

这个小患者怎么治？和胃降逆，健脾消胀。

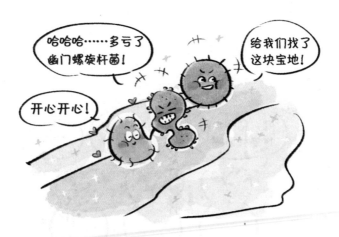

1. 先考虑胃阴不足还是胃阳不足，或是胃气不降。他消化还可以但容易嗳气，我考虑的是从胃气不降入手。胃气降了，脾气自然会往上升。

2. 肝脾离得很近，还要考虑到肝的问题，肝的气机郁结不畅，常常会影响脾的运化功能。

这两个关键点解决后，他的胃痛一定会很快止住。对于家长来说，我们真的要提防幽门螺旋杆菌，它是可以通过口口传染的。

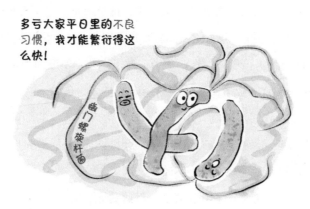

我曾经看过一则新闻，新闻中说奶奶有幽门螺旋杆菌，然后把肉咬碎再喂给2岁孙女吃，最后2岁孙女胃出血。对于小儿幽门螺旋杆菌（有上述明显症状的），不管大家是采用西医治法，还是中医治法，我们要谨记比治疗更重要的是预防。

请切记：

1. 千万不要再嚼完食物喂给孩子吃了。

2. 不要用自己的嘴试完孩子饭菜的温度后，继续给孩子吃，尤其不要在孩子喝牛奶时，大人先喝一口测温。

3. 不要用嘴给孩子吹凉饭菜（唾沫可能会飞上去）。

4. 不要随便亲吻孩子的嘴，不要把孩子小手放到大人嘴边发出"亲亲"声。

5. 家庭成员之间不要混用杯子、漱口杯。

这些行为很容易通过唾液把幽门螺旋杆菌传染给孩子。千言万语化作一句话：早日推广公筷，早日提倡分餐。

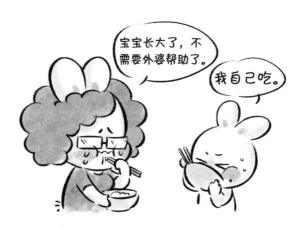

靠喝粥养脾胃？大错特错

　　我有一个很大的感悟，就是在孩子养育上，妈妈越焦虑就越容易走极端。我在接诊时碰到一个妈妈，她带着孩子来的，孩子长得又瘦又小又黄。这个妈妈问我："米医生，都说喝粥养脾胃的，我天天都给孩子喝粥，为什么孩子越长越瘦啊？"

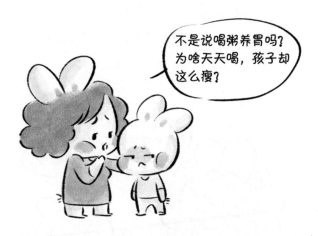

　　抛开遗传因素，我说过孩子长高变壮的五要素是：强健的脾胃、均衡的饮食、充足的睡眠、充足的运动量、好心情。

　　粥是养脾胃的，没错，但孩子长身体需要蛋白质啊！你得给孩子吃富含蛋白质的食物。然后这个妈妈说："米医生，不是我不给孩子吃，他脾胃不好，我怕他吃多了不消化，积食。"这又是第二大误区了。

我遇见过很多妈妈怕孩子积食，怕孩子消化不了，然后只敢给孩子喝粥，或者每天吃一点点肉，或者天天给孩子吃各种中成药让孩子消食，对吗？这是因噎废食。首先，孩子咀嚼能力是要锻炼的，否则以后不肯吃块状食物，会吐出来的，就一直不肯自己嚼食物了；其次，小儿脾常虚，这是小儿的生理特征，但针对这个问题，不是说怕孩子积食，就给孩子一直喝粥了，或者不给孩子吃肉了。

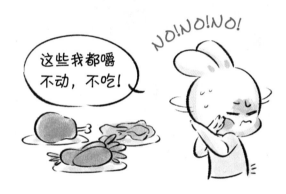

当然孩子发烧生病后，或已经明确积食了，那我们是要饮食清淡，但如果孩子没有积食，那么要怎么做？我在接诊时，一直对妈妈们反复强调的是：对于脾胃功能还不健全的孩子来说，不是用粥或者软烂精细的食物来适应他现在的脾胃，而是应该想尽一切办法让孩子现在的脾胃"成长"起来。

怎么让孩子脾胃"成长"起来？具体方法有以下几个：

第一，学会观察孩子舌头和便便，采取反馈式喂养法。

很多妈妈会说："我怕孩子积食，我怕孩子不消化。"不要怕！积食了也可以消积健脾。家长要学会看孩子舌头，如果孩子嘴巴臭了，舌苔厚腻了，那就说明孩子最近吃多了，有点消化不了，接下来清淡饮食几天，等孩子舌苔干净点了，再继续给孩子均衡饮食。这就是反馈式喂养。孩子身体和脾胃功能是动态变化的，所以家长喂养方式也要跟着一起变化。

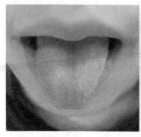 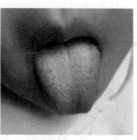

（上面右图舌头中间厚腻就说明孩子积食了）

第二，晚上给孩子适当少吃一点，吃得清淡一点。

孩子就是脾胃特别弱，容易积食，这类孩子有吗？有。

我的建议是：那就晚上给孩子少吃一点，吃得清淡一点。孩子一般9点就上床了，有些家庭晚上7点才吃完饭。如果孩子真的特别容

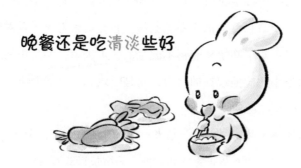

晚餐还是吃清淡些好

易积食，我不建议擅自给孩子整天吃消积的中成药，可以晚上不要吃得过饱，可以吃得清淡一点。

第三，足量运动。

疫情的时候，我在线上门诊接诊了很多积食的孩子，因为那个时候孩子都在家里宅着，吃得好，动得少。运动可以促进孩子消化，可以疏肝，现在大部分孩子运动量是不够的。1～3岁孩子每天至少要有3小时的活动时间；3～5岁孩子每天至少有3小时活动时间，其中至少60分钟是中等强度的运动。

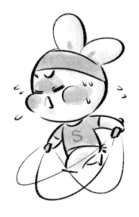

多运动 身体棒

第四，让孩子养成良好的通便习惯。

大便通畅也很重要，如果孩子总是便秘，肯定会影响消化和食欲。但要注意，孩子两天通便一次不算便秘。根据我的经验，很多家长口中"孩子便秘"其实都是没有养成良好的通便习惯，尤其是两三岁的孩子。

第五，避开过敏食物。

我曾经看过一个2岁疳积很厉害的孩子，长得很瘦小，反正每天除了奶，还有两个鸡蛋羹，基本不吃辅食的，孩子长得很瘦小。后来去查过敏原，才发现孩子对蛋白过敏，这个孩子过去一直处于肠道水肿过敏状态。

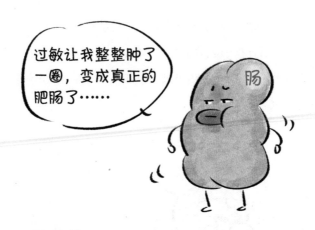

第六，也是最重要的一点，即"家长别焦虑"。

我遇见过一个有焦虑症的妈妈，晚上一直失眠，我问她："有什么心事吗？"她说："米医生，你看我的孩子呀，长得又瘦又小，我能不焦虑吗？"我量了一下她孩子的身高体重，基本是达标的，只比标准值低一点点，还是可以的。然后她说："米医生这不行，我孩子幼儿园的同学都比她长得高，别人家的孩子今年都长 ×× 了。"她说自己孩子每晚 10 点才睡，早上 6 点醒。那我说孩子睡得太晚了，尽量早点睡。然后这个妈妈又反驳说："别家孩子睡得更晚啊，都 11 点睡，为什么别人家孩子能长高长胖，我家孩子不行啊？"最后她让我给孩子开药吃，我拒绝了。

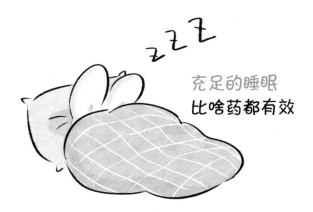

充足的睡眠
比啥药都有效

　　她的孩子为什么长不高、长不壮？一方面是睡眠问题，但更重要的是这个妈妈的情绪问题，情绪会传染的。情绪会影响到脾胃功能，中医里叫木郁土虚（若是整天在不开心的氛围里，吃什么都不会香的）。行医越久，我越发现：孩子就是一个家庭的镜子，孩子所有的病，或多或少都与家庭氛围、父母情绪有关。

　　让孩子健康成长的，一定不是医生的药，而是家长自己。

父母与孩子相互影响
共同进步

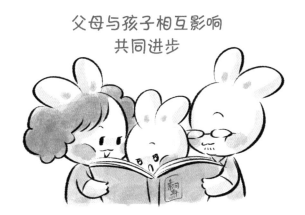

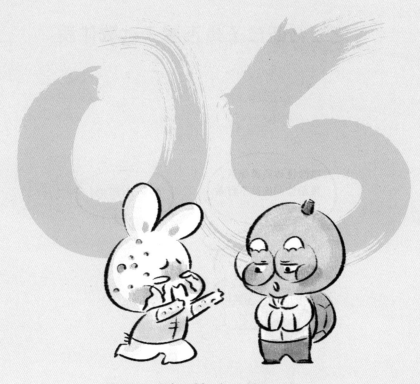

这些问题，
都是过敏惹的祸

怎么判断孩子是否属于过敏体质

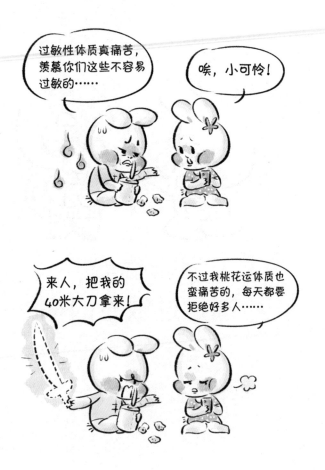

最早感知春天到来的不是鸭子，而是过敏人群。一到春天，门诊上诊疗荨麻疹的人逐渐增多。近 20 年来，随着过敏性鼻炎、湿疹、荨麻疹、哮喘的发病率越来越高，过敏体质开始被大家所熟知。

西医把容易患过敏疾病的人，打包称他们属于"过敏性体质"。随着过敏疾病越来越多，过敏体质的人也越来越多，有些孩子甚至刚刚出生没多久，就有了过敏性鼻炎，被扣上过敏体质的帽子。而且现在这种过敏宝宝非常多，几乎每两三个孩子里，就有一个宝宝是过敏体质。

中国疾病预防控制中心曾发布过一个"城市婴幼儿过敏流行病学调查项目"的研究成果，调查显示受访的婴幼儿中，40.9% 曾发生过或正在发生过敏性症状。这种过敏的症状发生在胃肠道系统的，会表现为呕吐、吐奶、腹泻、肠绞痛、便秘、胀气；发生在呼吸系统的，会表现为流涕、打喷嚏、咳嗽、气喘；还有就是最常见的湿疹、皮炎、荨麻疹，肛门附近红肿、瘙痒。通过下面分列的时期我们也可以看到，过敏体质的宝宝在不同时期，这种过敏倾向也是不同的。

宝宝 1 岁之前，食物过敏会比较多。

在 1 ~ 3 岁之间，孩子过敏症状慢慢转移到皮肤，湿疹、皮疹大暴发。

从 3 岁开始，孩子过敏症状会转移到呼吸系统，支气管哮喘发作开始增多。

到 4 岁以后，开始有过敏性鼻炎症状，这时候食物过敏和皮肤过敏会慢慢缓解。

当发现宝宝比较容易出现食物过敏的症状后，就要开始引起重视了，因为随着宝宝长大，后面的问题也会相继而来。

下图帮你快速了解你的孩子是怎么一步步发展成鼻炎、扁桃体腺样体肥大、过敏性咳喘的。除此以外，还可以通过下面八大指征，来判断孩子是不是过敏体质（每条 1 分，4 分以上就可能是过敏体质）。

你是不是过敏体质？

1. 皮肤有湿疹，经常身上痒，长疙瘩
2. 经常揉眼睛，抠鼻孔，流鼻涕，打喷嚏
   （次数频繁，一般连续打喷嚏 3 次或者更多）
3. 有青眼圈
4. 哭的时候有红眉毛
5. 跑步或大笑后会咳嗽
6. 晚上睡觉经常容易出汗
7. 嬉戏时精力很充沛，但走路或上楼梯时不愿走，因为容易气喘
8. 有家族病史（父母或其他兄弟姐妹有过敏史）

很多父母都会问我："米医生，孩子过敏性体质能治好吗？"各位父母一定要正视这个事实：如果父母双方都没过敏史，孩子发生过敏的比例已高达 37%；如果父母双方都有过敏史，那孩子发生过敏的比例会升高至 65%。准确来说，过敏性体质是治不好的，这就好比桌子是用木头做的，碗是用陶瓷做的，你家孩子就是用陶瓷做的，比较敏感，比较脆，很多父母遗传给孩子的就是一个过敏性体质，这一点很难改变。

我看到很多父母本身就都有过敏性鼻炎，然后孩子出生后，又没有好好养护，然后才五六岁的孩子就有过敏性鼻炎，每天清嗓子，咳嗽，长着腺样体面容，顶着一对黑眼圈，同时湿疹严重，长期用激素药膏，用得过多都使双腿色素沉淀长黑毛了。但庆幸的是，虽然过敏性体质

我们不能治好，但对于过敏性疾病，我们可以控制它。减少发病频次，让孩子免于遭受过敏性疾病的困扰，这是我们可以办到的。

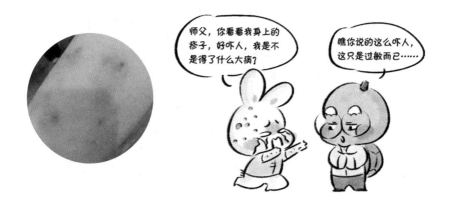

家长应该怎么做才能尽可能避免孩子过敏？

第一，宝宝出生后 6 个月内坚持母乳喂养，这是预防孩子食物过敏的有效方法。

第二，添加辅食喂养时，一种一种添加（测试）。

很多妈妈都知道牛奶、鸡蛋、鱼虾、贝壳、坚果、花生是常见的过敏食物，水果和蔬菜是传统意义上家长认为所谓安全的食物。但事实上很多孩子对水果过敏得很厉害，比如车厘子、樱桃、杧果、猕猴桃、桃子，还有蔬菜里的菠菜、花菜、番茄。

虽然现在有过敏原测试，但那个只供参考，而且现在测出来过敏的食物，以后孩子未必过敏。正确的做法是，每次给孩子只添加一种新的食物，少量加入，看孩子有没有过敏反应。如果有，马上停止吃，看看过敏反应有没有消失。反复确认三次后，才能证明孩子对这个食物过敏，那就要尽量忌口这个食物。

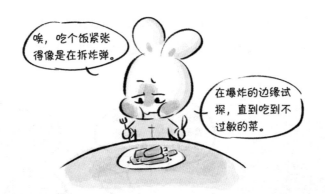

第三，养好脾胃，减少孩子生病，少用抗生素。

很多宝宝用过抗生素后，都会出现腹泻、食欲差的情况。避免使用不必要的抗生素，可让孩子体内的肠道菌群保持平衡，也能让孩子的脾胃免受伤害。科学喂养，不要积食。脾胃正气足就可以减少生病，减少过敏流感。

第四，不要有洁癖。

很多家长知道自己孩子是过敏体质后有洁癖，家里什么都要消毒杀菌，但事实上孩子需要一个有菌的环境，这可以帮助孩子建立自己的免疫系统。

从中医角度来说，过敏体质的孩子说白了就是正气不足，脾胃亏虚，肺卫不固，容易受外界刺激。中医的治疗思路就是扶正。如何扶正？强健脾胃，当脾胃运化功能好了，气血足了，正气上来了，"邪"就逃得远远了。

最后我想说的是，养育一个过敏的孩子是非常辛苦的，但好的一面是，过敏的宝宝是比较聪明的，宝宝的观察能力也会比别的孩子强。所以爸爸妈妈也不要太焦虑，只要控制好过敏疾病，养好脾胃，在孩子青春期时，会有一次扔掉过敏体质帽子的机会！

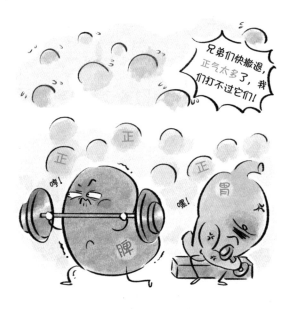

多锻炼 气血足，
加油！

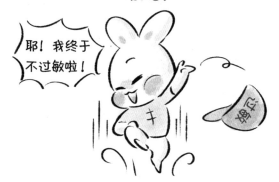

到底什么是发物？最全发物列表在这里

去看皮肤病的时候，你可能经常会听到医生说："海鲜要少吃，海鲜是发物。"又或者常听到别人说，这个是发物，要少吃。到底什么是发物？

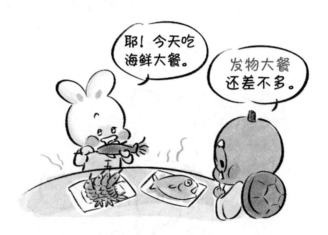

我们可以把发物的"发"理解为"诱发、引发，助长"。在《中医饮食营养学》里，对发物的描述是：能引起旧疾复发、新病加重的食物。如今，"发物"很容易被理解为"过敏"，但在中医里，"发物"不仅包含过敏，还有引发旧疾、加重病情的意思。

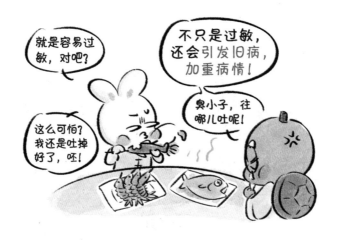

　　好好的食物，为什么会有"发"的作用呢？在中医看来，不管是食物还是中药，都有自己的性味和偏性。这道理就像每个人会有自己的个性。这种偏性用对了是药，可以治病，用错了也可以是害，可以致病。最常见的，比如羊肉、韭菜、生姜是偏温的，有些人一吃就上火。但有些食物的食物性，像白菜、青菜、卷心菜，它们就不太容易上火，比较平和。除了食物的偏性会导致"发"之外，发物是否会"发"还会因人、因时、因病、因体质而异。

　　比如在接诊中，我遇见四个患者，都是因为吃了不该吃的发物，诱发了烂嘴角、牙肉肿，还有本来缓解的胃病又复发。第一个患者牙肉都肿起来了，嘴里两侧都长了溃疡。我问他最近睡觉好吗？休息好吗？饮食如何？他说都好。再问到后面，他说最近打了好几场高尔夫，因为天气冷，球场提供了姜枣茶，他看别人都喝，他也喝了好几杯，连着喝了好几天，本来他就是阴虚内热体质（容易上火），再加上姜是辛温发散的，红枣是偏温的，配在一起辛温发散助热，等于给他阴虚内热体质火上浇油，所以溃疡来了。同样是姜枣茶，对阴虚内热的人来说，是溃疡的发物，对阳虚体质是良物，可以温阳驱寒。

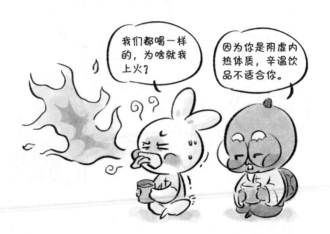

第二个患者，本来就是来看胃病的，已经好得差不多了，这次来又说胃不舒服了，舌头见右图。我一看，舌头中间泛黄（胃中有热），就问最近吃了什么？回答：四川火锅、烧烤羊肉。胃病三分靠治，七分靠养。胃病是要忌口辛辣刺激的。

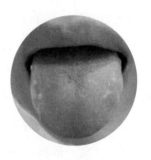

第三个患者嘴角发疮，烂嘴角。问他吃了什么，他说没有，说上周一直在腹泻。腹泻好了后，去吃了贵州菜、羊肉。看舌头，也是个

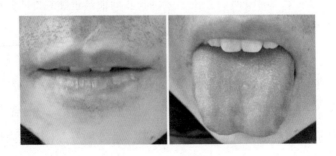

偏热体质，辣的、温性的羊肉也是在给他原本偏热的体质火上浇油。热有余就要散，嘴上发疮就是在把身体里多余的"热"散出去。

中医自古有句俗语：吃药不忌口，坏了医生手。你给他用滋阴的药，他喝着姜枣茶，吃着辣的食物，辛温伤阴助热，等于白用药，等于在减弱药物的作用。那平日到底要留意哪些发物呢？最常见的有三类。

第一类，辛温助热的：葱、生姜、胡椒、韭菜、羊肉、咖喱、白酒等偏温、辛辣的食物。这类食物容易生热，舌头偏红、舌形偏小、阴虚火旺的人不适合多吃。感冒发烧、口腔溃疡、便秘、咳嗽有黄痰的时候就更不建议多吃。

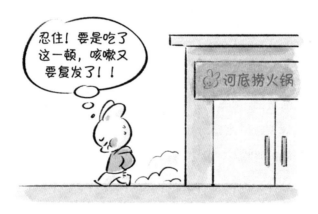

第二类，助湿的：桃子、车厘子、榴梿、龙眼、枣、糯米等，这类食物容易助湿。如果脾胃虚弱，大便粘马桶，舌苔厚腻，那再吃这些就会湿久化热。如果咳嗽有黄痰，吃了也会加重咳嗽。

第三类，助风、动风的发物：虾、公鸡、鹅、竹笋、香椿芽、鸡蛋、蘑菇、海鲜等。这类容易使人生风，也就是容易诱发过敏反应。中医

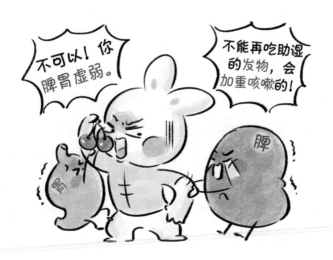

说的发物多指这类动风食物，过敏性体质的孩子要谨慎食用，还有患湿疹、荨麻疹等皮肤病的人不建议多吃。

对于发物，中医与西医有不同的观点。比如网上有个儿科博主，说孕妇可以吃螃蟹，产后可以吃香辣蟹、鸡公煲、冷饮，小儿咳嗽可以吃冷饮、辣椒。网上看到有个宝宝全母乳喂养，但全身暴发湿疹，原因就是产后妈妈吃鸡。我之前就写过：鸡，温肝阳，为生风动风的发物（肝气偏旺、偏热体质的小儿更不宜多吃）。

关于发物，到底应该听谁的？我的建议：先别急着否定，多学习，多了解，再倾听身体反馈。

反复发炎肿大的扁桃体要不要割

如今医院里，割腺样体的孩子很多，割扁桃体的孩子也很多。甚至，在很多儿童医院里，割扁桃体是要排队的。为什么扁桃体会肿大？扁桃体肿大会有什么危害？废话不多说，马上科普。

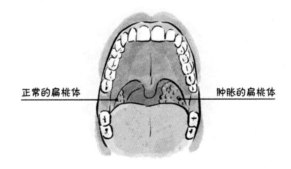

正常的扁桃体　　　　　　　　　　　　肿胀的扁桃体

如上图，当我们张开嘴时，相比左边，右边黄色部位，就是扁桃体肿大。当扁桃体肿到极点时，它会影响孩子呼吸、睡眠，甚至会让人感觉咽部有阻塞感、异物感，会影响孩子吞咽，甚至影响注意力、智力。

扁桃体就是一个免疫器官，当孩子扁桃体肿大后，免疫力就会同步下降，这时候，只要天气一有风吹草动，扁桃体马上又会发炎，孩子就会喉咙痛，然后跑医院用抗生素治疗。很多孩子就这样反反复复，一个月两次，循环往复，体质越来越差，扁桃体越搞越大。而且一旦扁桃体反复感染成为病灶后，炎症就会很容易扩散，严重的还可能引发急性肾炎。当扁桃体超过Ⅱ度肥大，西医直接就建议手术割了。

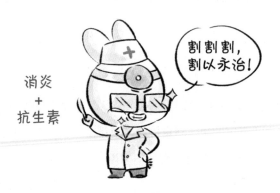

绝大多数扁桃体肿大的孩子都是老病号，反复感冒发烧、扁桃体发炎，再加上过敏体质，过敏性鼻炎啥的都会同时袭来。这类孩子往往都患有过敏性鼻炎，看上去都没什么精神，小脸都是蜡黄蜡黄的，人又特别瘦小，有些还有很重的黑眼圈。西医的治法在前面也说了就是用消炎药、抗生素治疗，实在控制不住了就割了。到底能不能随意割，我们最后再说。

扁桃体发炎，扁桃体肿大，中医里通常叫乳蛾，但是干祖望（干老）认为应该叫蛾风，但不管怎么说，此病归于喉科是没错的。如何缩扁桃体？扁桃体跟体重一样，胖起来容易，瘦下来难，还是从临床医案说起吧。

大概一个月前，这个小患者妈妈带他来看诊，一进门妈妈就说孩子扁桃体Ⅱ度肿大了，西医要动手术割除，妈妈不愿意孩子受这个苦，最后想到中医。小患者8岁，扁桃体肿到什么地步呢？大家见下图，上下对比一下，他的两个扁桃体已经肿到中间几乎没有空隙了！已经超过咽腭弓了，已经快达到咽后壁中线位置了。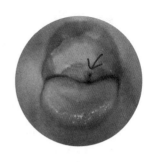

妈妈说孩子从小一直生病，一感冒就扁桃体发炎，经常用抗生素，真的苦恼至极，而且这个孩子同时有鼻塞、睡觉打呼噜和张嘴呼吸等症状。当时，我对这个妈妈说，给彼此一个月时间，一起努力试一试，希望能把孩子鼻炎控制住，同时把扁桃体缩掉。那怎么缩呢？胖起来容易，瘦下来难啊！我的经验，还是要把扁桃体肿大看作痰浊来治，它本质上就是一个痰瘀互结的东西，包括在中医慢乳蛾（慢性扁桃体炎）诊疗方案里，的确也有相关的痰瘀互结的证型。所以第一步，一定要化痰。如何化痰？脾是生痰之源。

第一步，健脾化痰。

如果小儿肝气比较旺，千万别忘了小柴胡汤，因为疏肝也是在帮你健脾。

小柴胡汤：柴胡、制半夏、人参、甘草、黄芩、生姜、大枣。

1.小柴胡汤

健脾化痰（扁桃体肿大）

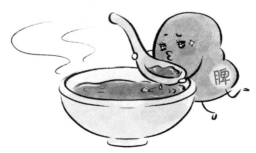

健脾：制半夏，广陈皮，茯苓，甘草。

方子的三分之一已经出来了（方子仅供参考，请在医生指导下用药），但这点化痰的力度对扁桃体肿大来说，是不够的。

怎么办？

第二步，软坚散结化痰。

破瘀化痰常用的几味药里，选了鳖甲。

鳖甲：养阴清热，平肝熄风，软坚散结。

很多扁桃体肿大的孩子，多见阴虚内热，多见肝火偏旺，鳖甲的功效全应上了。如果扁桃体红肿厉害的，还可以加上浙贝母，它清热散结，化痰。

到这里，方子出来三分之二了。

2. 鳖甲
治疗喉病 散结化痰

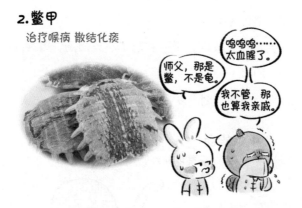

> 呜呜呜……
> 太血腥了。

> 师父，那是鳖，不是龟。

> 我不管，那也算我亲戚。

第三步，继续化痰。

化痰一定要宣肺气，宣肺也是化痰。肺主一身之气，宣了肺气，才能行气、化湿、散热、消痰啊！如果鼻塞严重，鼻子不通气，有过敏性鼻炎的，那就更要辛温通阳，宣肺、开肺了。那么开肺用什么？

3.宣肺

行气 化湿 散热 消痰

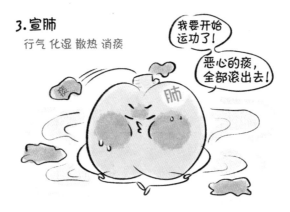

干姜：温中散寒，回阳通脉，燥湿消痰。

牛蒡子：疏散风热，宣肺，解毒利咽。

还有细辛、苍耳子、辛夷这些都是宣通肺气的药（我会根据情况加减选用）。

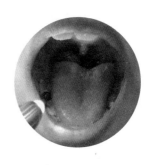

到这一步，整个方子思路基本上就出来了。这个小患者的疗方中，我还加了少许滋阴的药，后续调整方子时，还加了少许补脾胃的药。第一次7剂后，他鼻子明显通了。二诊、三诊后，这个小患者对我说，他吞咽时，明显能感觉喉咙后面舒服了。右侧图是最近一次就诊时，他的扁桃体照片，两侧扁桃体中间空隙明显变大，左侧扁桃体变小，右侧明显缩掉了。这个孩子是比较幸运的，仅仅一个月时间，就缩到这样了。看诊时，孩子妈妈很高兴，感觉看到希望了，终于不用去医院动手术了。

大家肯定想问：有没有什么更简单，三四味药熬一熬的便方、秘方？真没有，方随人变，方随证变。

最后聊一下，能不能随意割扁桃体的事情。《美国医学协会杂志》上发表的一项开创性研究表明，切除扁桃体手术这一普遍的做法可能会使儿童在未来患上更多的疾病。文中写道，医生应该尽可能地延迟手术，以便让孩子的免疫系统进一步发展。扁桃体属于淋巴系统的一部分，在免疫系统的正常发育和幼年期间的病原体筛查方面发挥着关键作用。因此，切除它们可能会损害病原体的检测，同时也会增加之后患上呼吸疾病和传染病的风险。越来越多的关于疾病发展起源的研究已经令人信服地表明，即使是对儿童成长发育的微小干扰也会对他们的健康产生终身影响。

在本部分结束前，我想说的是，家长如实在想给孩子割扁桃体的话，去看一下扁桃体切除手术视频吧。如果一个成年人都无法平静地看完视频，那又怎么忍心让自己孩子亲历这些？上天赋予我们身体每一个器官都是有用的，它们是一个整体，不能轻易切割掉。

我们是人，不是机器。如今，扁桃体肿大的孩子真的很多，每天在医院排队割扁桃体的孩子也很多。如果可以，帮帮这些孩子吧，让更多的人看到，让更多的人知道，对付扁桃体，我们的办法不是只有抗生素，不是只有手术！

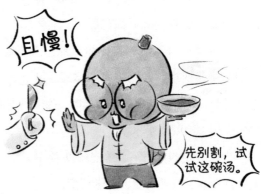

腺样体手术后，为什么仍鼻塞打呼

本部分想说一下腺样体手术，因为我真的治疗了很多腺样体术后的孩子，最小的才只有 3 岁。这些孩子的父母都非常焦虑，他们会反复问我："米医生，孩子遭了罪，割了腺样体，怎么睡觉还在打呼呢？"

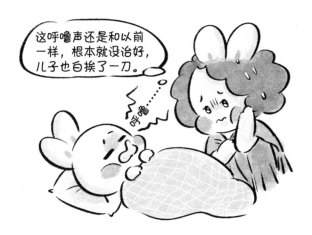

我接诊了一个浙江湖州的孩子，她也是腺样体术后一年多，依旧在打呼噜。为什么手术后仍在打呼？手术白做了吗？因为很多医生没告诉你，腺样体肥大只是一个结果，并不是病因，就像小儿积食一样，积食只是一个结果，脾虚才是病因。

先给大家科普什么是腺样体肥大吧，说得通俗一点，腺样体和扁桃体都是人体免疫器官，它们手拉手组成我们呼吸道的一道防线。

通常情况下，它是一个好侍卫，那为什么腺样体会长胖长肥呢？如果把腺样体想象成一块海绵，如果这块"海绵"每天浸润在湿答答的鼻涕分泌物、炎性分泌物里，它想不肥大都难。

炎性分泌物是由反复的上呼吸道感染、病毒感染、细菌感染、支原体感染造成的，这些炎性分泌物会刺激腺样体增长，导致其变得肥大。

鼻涕分泌物哪里来的？鼻炎鼻黏膜产生的大量分泌物，再合并鼻后滴漏综合征，鼻涕倒流到咽部，就更容易让海绵不停地吸鼻涕分泌物，变肥大。

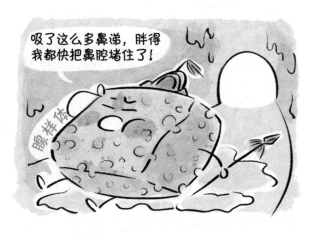

如果真的是海绵肥大，挤干、晒干就好了，但小儿腺样体肥大后，它会引起如下很多麻烦。

第一，鼻塞和打呼噜。腺样体肥大会堵塞后鼻孔，会表现为不同程度的鼻塞，尤其晚上躺下时鼻塞加重，这块肥"海绵"会把呼吸道堵塞，鼻呼吸道会变窄，当孩子更用力呼吸时，气流高速冲击悬雍垂，就会发出鼾声。同时孩子会张口呼吸、会翻来覆去睡不踏实，严重时会憋醒或睡眠呼吸暂停。

第二，怪动作出现。有些孩子会挤眉弄眼、揉鼻子、揉眼睛，会久咳不愈，会清嗓子。这些都是过敏性鼻炎带来的。患鼻窦炎的孩子会流黄脓鼻涕，说话有鼻音。

第三，越长越丑，大门牙，翘嘴唇，短下巴（腺样体面容）。

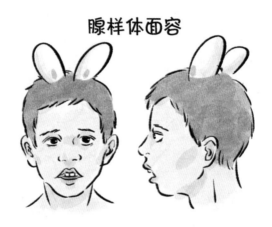

腺样体面容

第四，长不高。孩子75%生长激素是在深睡眠时产生的，但腺样体肥大会让孩子长期处于浅睡眠状态，而且又是缺氧性睡眠，所以会严重影响孩子生长发育。

第五，无精打采。很多腺样体肥大的孩子来看诊时，精神都很差，都是无精打采的，有黑眼圈，注意力涣散，甚至厌食，都是长期睡眠不佳和大脑缺氧造成的。

第六，并发中耳炎。

第七，并发扁桃体肥大。因为鼻塞，一直张口呼吸，口腔后部扁桃体长期工作，慢慢导致扁桃体肥大。到这个阶段去医院，西医就会主张鼻咽镜检查，看看腺样体肥大到什么地步。若堵塞孩子鼻道70%，就会建议你进行腺样体手术，因为以上 7 项任何一项都是孩子不可承受之重，更何况有些孩子全部症状都有。但请别忘了，凡事有因才有果，我们不能颠倒因果，是孩子过敏性鼻炎或反复呼吸道感染，刺激了腺样体，导致它变得肥大，当摘除腺样体后，病因过敏性鼻炎还在那里。

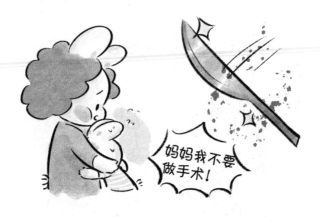

这个手术等同于把呼吸道防线的一个重要士兵撤走，那孩子的上呼吸道抗感染力、防御过敏原的能力肯定会下降，甚至会增加上呼吸道炎症向下蔓延，引发过敏性支气管炎以及哮喘或肺炎的可能性。简单来说，不治好孩子的过敏性鼻炎，不减少孩子上呼吸道疾病，光靠割腺样体，这纯粹就是在治标不治本。这就是为什么割了腺样体的孩子睡觉依旧在打呼噜，因为手术只摘除了果，因还在那儿，他的过敏性鼻炎依旧在，他依旧晚上睡觉鼻子不通、用口呼吸，同时扁桃体肿大了 2 ～ 3 倍。

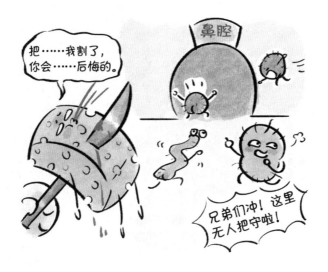

对于腺样体肥大，请记住以下几点。

1. 腺样体在孩子长到 12 岁的时候会自然萎缩，如果病情不严重，建议谨慎动刀。

2. 因为是过敏性鼻炎导致腺样体肥大，过敏性鼻炎是因，腺样体肥大是果，如果鼻炎控制不好，光去对结果动刀子，有什么用？

3. 从中医来看，小儿的过敏性鼻炎往往与肺寒肺虚停饮，还有脾阳虚弱有关，这与现在的饮食生活方式，还有过度治疗是分不开的。

4. 对于小儿腺样体肥大、扁桃体肿大、过敏性鼻炎，中医整体论治的效果很好。因为从中医来看前两者就是痰凝血瘀，气痰血凝在一起的肉包块，中医可以帮你整体论治，帮你健脾化痰，帮你宣肺通窍，帮你养阴清热平肝熄风，软坚化痰。

5. 我可以很负责地告诉大家，中医控制鼻炎、缩扁桃体肿大效果是很好的。（以下是一个过敏性鼻炎＋扁桃体肿大的孩子前后治疗效果

的对比图，右上图为治疗前，右下
图为治疗后）

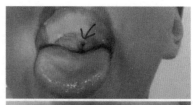

如今，腺样体肥大的孩子真
的很多，每天在医院排队割腺样体
的孩子也很多，尤其在气候变化剧
烈的时候是最容易诱发过敏和上
呼吸道感染的。

但愿有更多的人了解到，对
付腺样体肥大、过敏性鼻炎，我
们的办法不是只有手术！不是只
有激素鼻喷雾！不是只有抗组胺

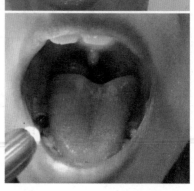

药！不是只有顺尔宁！（顺尔宁精神副作用已被美国 FDA 添加黑框警
告了。）

我们很幸运生在中国，不仅能享有西医带来的先进医疗，更有传
统医学为我们保驾护航。

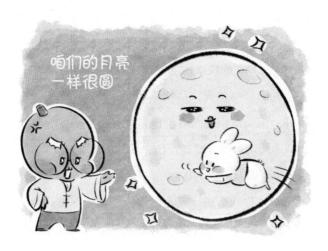

宝宝长痱子怎么办

每年一到黄梅天，天气就闷热潮湿，这段时间，小儿易得各种皮肤病。最常见也是相对最轻微的痱子，应该怎样处理呢？

痱子，简单来讲就是汗腺的出口被过多的汗液堵住导致的。因为捂得太厉害了，汗液蒸发受阻。

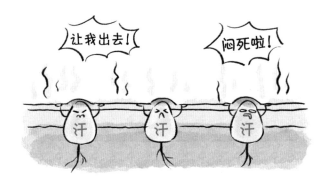

尤其是脖子、腋下、背部、屁股、皮肤褶皱处这些捂得比较严实的部位都是容易生痱子的地方。我说过空调的很多问题，但大多数是我们的滥用引起的，比如顶着空调风吹、把温度调得过低、一整天都在空调房、不出一滴汗。这不是空调的错，我们要善用空调。很多长辈过分地怕宝宝着凉，汗都前胸贴后背了也不知道给孩子松下衣服，也坚决不开空调。从中医的角度来看，《黄帝内经》有云："汗出见湿，乃生痤疿。"可见疿子和湿邪有关。这个"湿"指的就是汗。另外这个湿和内湿也有关，一些脾虚又被喂得很多容易积食生湿的小孩更容易生疿子。

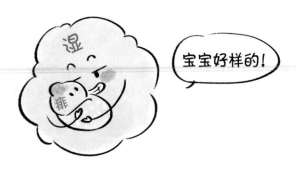

俗话说："要想小儿安，三分饥与寒。"这个说法在预防小儿疿子方面也是非常恰当的。《疡医大全》中记载："疿子乃暑气伤热而生也。"夏天是疿子的高发季，但其实秋冬如果捂得太厉害，汗被厚厚的衣服捂着不得蒸发也是会生疿子的。还有的婴儿脸部会出疹子，这是因为妈妈在母乳喂养的时候，婴儿脸部与妈妈乳房接触过多受妈妈的汗液刺激而生。这种情况只要每次喂完奶后用柔软干净的纱布拭干婴儿脸上的汗即可。其实疿子是比较容易处理的问题，一般是不用专门看医生的，家长自己在家就能处理，只要让该处皮肤干燥透气就会自然好转。

做好以下五点，就能让疿子尽可能地远离孩子。

第一，保持室内干燥、凉爽。

在闷热的气候下最好开空调（风不要对着孩子吹），保证室温在

26℃左右。空调也不要一会儿开一会儿关，忽冷忽热的交替，反而会让宝宝鼻黏膜不舒服出现流鼻涕的症状。

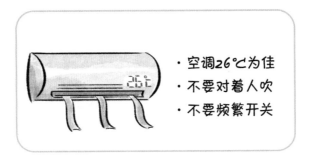

·空调26℃为佳
·不要对着人吹
·不要频繁开关

第二，穿透气性好、材质舒适的衣服。

如果出汗要及时擦干，最好换上干爽的衣服，不要让湿衣服捂着皮肤。小孩的衣物应选择棉质宽松的，保持皮肤透气和全身干爽。

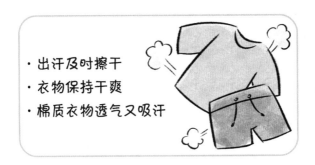

·出汗及时擦干
·衣物保持干爽
·棉质衣物透气又吸汗

第三，勤洗澡，泡药浴。

洗澡能洗去汗液污垢，有助于汗腺的通畅，在洗澡水中加几滴中成药"十滴水"或"藿香正气水"，它俩是著名的祛暑方，也可以防治痱子。但有些宝宝皮肤比较敏感，而市面上这两款中成药大多是含酒精的，有一定的刺激性，使用的时候一定要注意。如果嫌麻烦的话，可以直接用祛湿药浴包，里面含薄荷、金银花、白菊花等，每天泡一次，不仅能预防痱子，对湿疹也很有效。

第四，用炉甘石洗剂涂擦止痒。

炉甘石本身就有清热、敛疮生肌、收湿止痒的功效，这个洗剂治疗痱子的效果是很好的，但使用的时候要注意，如果表皮有破损、有渗出液，就不要用洗剂了，因为炉甘石刺激性比较强，可能会加重感染。

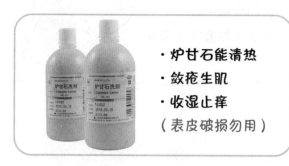

第五，使用痱子粉。

痱子粉的历史非常悠久，《疡医大全》中就用绿豆粉和滑石粉按8:1 的比例混合外敷，具有清热燥湿的作用，一般在洗完澡后，会给孩子扑粉。但是痱子粉或爽身粉用于预防效果要比治疗效果好。有些痱子粉会结块堵塞汗腺，反而使痱子消退得更慢；而且在给宝宝扑粉的时候可能少量会被宝宝吸入，所以这一点要比较小心。

基本上一般的痱子，普通的白痱或红痱，只要做到前两条就够了，两三天自然会消退。但如果痱子不及时处理等它化脓了、出现脓痱了，就要去医院让医生处理了。

最后说一下如何分清痱子和湿疹。痱子是一粒一粒的，夏天多发，多出现在闷热、容易出汗的部位，由湿热引起，一般保持皮肤干燥、凉爽就会改善。湿疹多是一片一片的，四季都会发，可能出现在任何部位，肘膝关节、摩擦多的部位出现较多，有的是由干燥摩擦引起的，有的是由饮食或粉尘过敏引起的，也有的是由情绪问题、劳累过度引起的。轻度的湿疹像皱了的皮，反而是干燥之象，上面有针头大小的红色丘疹；中度的湿疹会有渗液，就成了名副其实的湿疹了；重度湿疹除了渗液，皮肤还会增厚。所以湿疹和痱子的区别还是挺大的。自己给宝宝治疗的时候，千万不要把这俩病搞混。

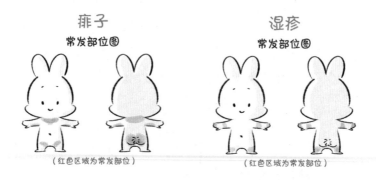

最后关于痱子的防治，我给大家简单总结了六个字：降温、清洁、干爽。原理都在这了，远离痱子并不难。

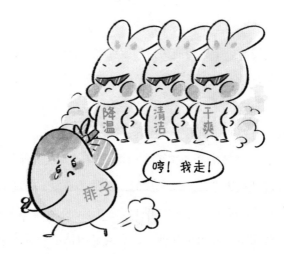

湿疹除了抹激素药膏还有其他疗法吗

之前发布过一个关于过敏性鼻炎的视频，结果收到很多家长私信。有个家长给我说："米医生，我家宝宝最近又是过敏性鼻炎，又是湿疹的，怎么办？除了涂激素药膏，还有别的办法吗？"

如果说甲状腺结节、乳腺结节、子宫肌瘤都是肝经一条藤上的瓜，那过敏性鼻炎、湿疹、唇风、皮炎、结膜炎等都是过敏这条藤上的瓜！

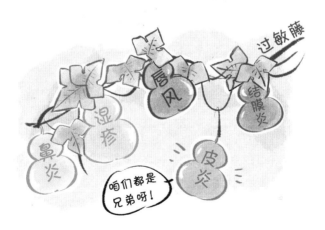

现在患有过敏性疾病的孩子越来越多了，特别是湿疹。2010 年，北京儿童湿疹发病率已达到20% 以上，紧随其后的是上海。一则2015

年的数据显示：上海发病率已高达 17.1%，并有上升趋势。

　　只要遇见孩子湿疹，妈妈们都是一肚子辛酸史，类似下面这样的话，我几乎每天都可以听到："米医生，你来看看，我家孩子身上没有一块好肉，那些激素药膏涂了没用，这里好点了，那里又冒出来了，怎么会这样？你看看孩子身上到处抓得血淋淋的，衣服上都是血迹。"

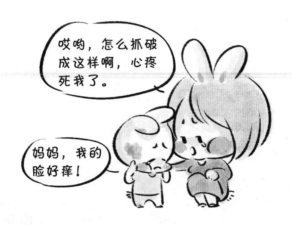

　　我见过的一个最惨的孩子：他的眼睛上有结膜炎，嘴巴上有唇风，头上生干疹，脸颊长湿疹，下巴还有过敏性皮炎。常见的过敏性皮肤病，在他的小脸上都有了。妈妈带他去西医那里不知道治了多少回，家里抗过敏药、激素药膏一堆，有什么用？用一点缓解一下，一停药病就卷土重来了！最后还是找到中医。

　　首先，在湿疹的治疗上，西医把它叫"特异性皮炎"，西医没有任何可以根治的手段，主要就是帮你缓解症状，让你服用抗过敏药物和外用激素药膏。抗过敏药物主要就是扑尔敏、氯雷他定、西替利嗪，它们都有让人嗜睡和乏力的不良反应，至于外用激素药膏的副作用，西医一直说得很云淡风轻，什么短期使用不过就是让皮肤角质层变薄、色素沉着而已。

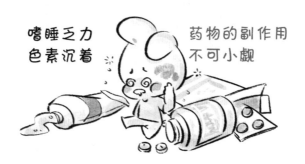

可事实上，小孩子的湿疹没有淡季，几乎全年都是旺季。长期使用激素药膏的后果，大家可以去搜一下激素依赖性皮炎，并提前做好心理准备，如果你家的孩子长期使用激素，就会变成那样。

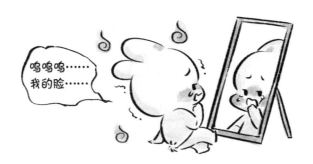

中医认为，湿疹之所以形成，首先是因为你体内有湿。如果你本身血热，那就变成湿热交杂。如果湿大于热，那湿疹表面就会有很多小泡泡；如果热大于湿，那湿疹就会表现出红肿。

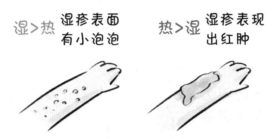

湿>热　湿疹表面有小泡泡

热>湿　湿疹表现出红肿

　　当然，还有一种是寒湿。我们常说小儿阴常不足，肝常有余，这就导致了孩子通常是个偏热的体质。这种热和湿就像一座小火山在身体里，它不停地在寻找突破口，想把这些热能散发出去。

　　而涂激素药膏是什么原理呢？涂激素药膏就像在突破口（湿疹部位）涂一层水泥，看似是把湿疹创口封住了，但是热和湿还在体内。身体是很聪明的，这里被"水泥"封住不能突破，"小火山"又会去寻找另一个突破口爆发，所以湿疹会不断地长。这就是激素药膏治不好

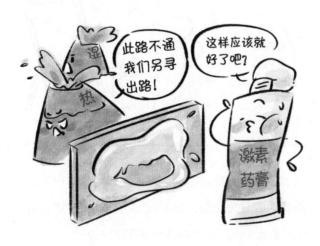

湿疹的原因。体内的这座"小火山"并没有搬走，也就是说，最根本的问题并没有解决。

湿疹只是表面的果，而因是那个体内的小火山，是宝宝的过敏性体质。不可否认的是，中医在提高免疫力、改善体质方面，优势远大于西医。

有个小患者9岁，来自江苏盐城，据她妈妈回忆，孩子是在5岁时，一次因发烧输液7天后，开始陆陆续续出现湿疹。一直以来，妈妈都听从西医意见，给孩子涂抹外用激素药膏，但她发现药膏是越涂越多，但孩子湿疹症状并没有减轻多少。而且由于长期涂激素药膏，孩子皮肤变得粗糙，色素沉着，发黑。当她去问西医怎么办时，西医回答是："湿疹本来就治不好的，只能开一点抗过敏药，回去继续涂激素药。"这个妈妈听到这个答案时，心情是崩溃的，因为她的孩子已经涂激素药膏涂成下面这样了。

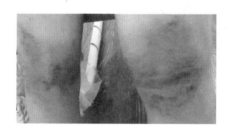 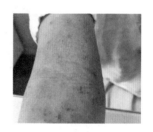

激素药膏的威力，我相信明眼人都看出来了。中医怎么治？来看看这个孩子的舌头。请大家注意观察，第一，这个孩子舌头的中间部位，也就是脾胃反射区是凹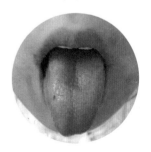

陷的，说明这个孩子脾一定是虚的，脾虚湿重，才会有湿疹。

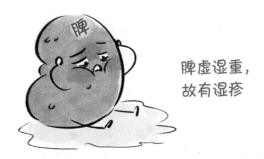

脾虚湿重，
故有湿疹

第二，她的舌头红红的，说明血是热的。血热生风，血热体质加上湿，当然会暴发湿疹。

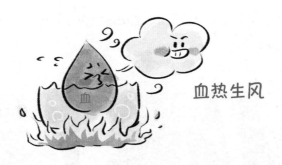

血热生风

所以怎么治？

第一步：把身体里的积水先排干净，健脾祛湿，把水排出去，所以方子里可以用二陈汤，也可以用炒薏苡仁、白扁豆来利湿。

第二步：疏肝祛风。有风就会痒，血热会生风，肝郁也会生风。湿疹与情绪有非常大的关系，这就是为什么很多孩子功课压力越大，湿疹就发得越厉害。疏肝的话我们可以用柴胡、黄芩。祛风，可以用蝉蜕、荆芥，它们都是疏风、散风的。

第三步：凉血，养血。可以用地骨皮、丹皮、赤芍、大生地来凉血；养血的话可以用当归、鸡血藤。另外，如果孩子睡觉不好的话，可以用一点重镇安神的，比如珍珠母、生龙骨牡蛎，好睡眠是最养血的。最后再来一点地肤子、白鲜皮，它们都是清热燥湿，祛风的。整个思路就是凉血，养血，祛风，安神，健脾祛湿；同时再用湿疹药浴包湿敷，加紫草膏，内外兼顾才能根治。

中医对付湿疹，是从体质入手，治本。血不热了，湿气没了，瘙痒邪风没了，湿疹当然不来了。

很多孩子的妈妈问我，西医说湿疹是无法根治的，会跟着宝宝一辈子，难道他要一辈子吃药吗？患有湿疹的孩子，虽然这颗发病的种子永久在身体里埋下了，但就像感冒一样，谁能保证自己一辈子不感冒呢？只要我们提高自身免疫力，控制湿疹、过敏的发病率，不给这颗种子发育的机会，让它少发作，甚至不发作，就可以让宝宝健健康康快快乐乐地成长。你说，这到底算不算根治了呢？

每个生命都值得被温柔地对待。

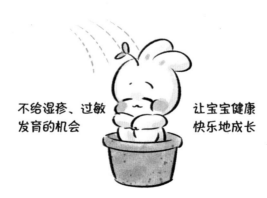

不给湿疹、过敏发育的机会

让宝宝健康快乐地成长

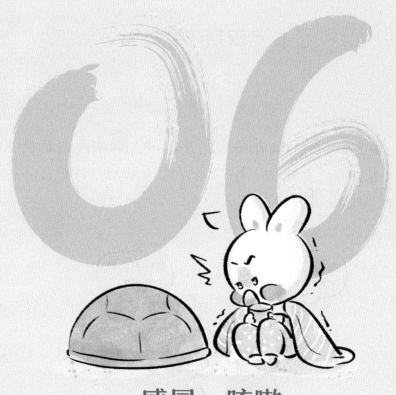

感冒、咳嗽、
发热了莫慌

5 步辨别咳嗽类型

秋冬换季时，温差真的吓人，往往是中午街上还能看到有人吃冷饮，但是到了晚上又能看见街上有人穿羽绒服。早晚温差大，天气忽冷忽热时，咳嗽的人就多。

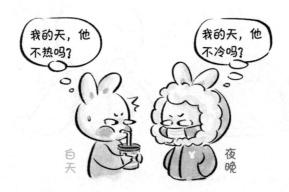

到底该怎么对付咳嗽？我今天给大家整理出五点，简单的可以在家食疗解决，再解决不了的，也能及时提供有效信息给医生，帮助医生迅速做出诊断！

第一，找出咳嗽的起因。

回忆一下孩子咳嗽前吃过什么，做过什么，去过哪里，从什么时候开始咳的。有些孩子本来好好的，从幼儿园回来后开始咳嗽了，这种情况我们就要判断一下是不是在幼儿园里交叉感染了；有些孩子中午剧烈运动过，大量出了汗，脱了衣服，在外面吹了冷风，然后回到家开始咳嗽了，这时就要想想是不是受寒咳嗽了；还有的孩子，前两天一直在爷爷奶奶家，没出去过，吃多了，回来后咳嗽了，这时就要看大便通不通，是不是积食了。

咳嗽前去过哪儿，吃过什么，做过什么，在治疗上有非常大的参考价值！

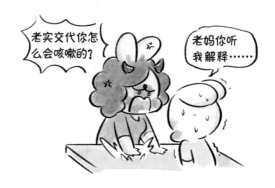

第二，看痰液、涕液（鼻涕）。

如果吐出来的痰，或擤出来的鼻涕颜色是透明色的、清稀的，多是寒证（风寒）；如果是黄黏痰，往往是热证（风热）；如果是白浊痰，白白的，有点黏稠，那多数是寒要化热；还有一种绿色的鼻涕，如果病程比较久了，就要判断一下是否有炎症（细菌感染）；如果痰很少或干咳，多属燥咳。

第三，听咳嗽的声音。

为什么要听咳嗽的声音？因为可以帮助判断病位深浅。看下图，气管在最上面，然后是支气管、细支气管。如果咳嗽声音在嗓子口，那还好。如果咳嗽痰音变得比较厚重，上气不接下气，喘息声重，位置越咳越深了，那就要留意了。

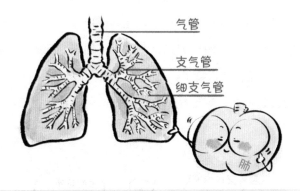

第四，在什么时间咳嗽会加剧？

如果是吹着寒风时加剧，这种往往是偏寒咳。很多人咳嗽会在半夜里加剧，这个有两种情况：

一是肺肾阴虚（多见老人）。

二是肺有寒，肺阳气不足。因为半夜阴气盛，阳气不足，就会引发咳嗽，包括太阳落山后咳嗽加剧，往往也是脾阳虚、肺阳虚的咳嗽。

第五，咳多久了？

如果1～3周以内基本上算外感咳嗽；如果在4周以上，就属于慢性咳嗽，可能是鼻后滴漏、过敏性咳嗽。

下面请大家看一个医案，把以上的这些点串联到医案里去看怎么处理、怎么治。小患者4岁，已经咳了十几天了，受凉后发烧，退烧后开始咳嗽。

看痰液，涕液（鼻涕）：痰是白色的泡沫（寒证），但是有点黏黏的；再看鼻涕颜色透明，但有一点点偏黄了，已经咳了十几天了，稍微有一点从寒化热了。

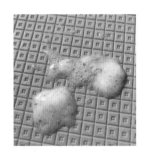
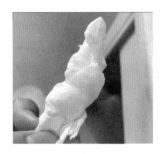

傍晚咳得厉害（偏寒）。

再听痰音，他的痰音比较厚重，已经有点深了，再结合咳嗽时间，十几天了，怀疑已经到支气管了。

治理方式具体如下。

方子：

炙麻黄 3g，防风 3g，荆芥 3g；

辛夷 6g，川芎 6g；

杏仁 6g，桔梗 3g；

紫菀 6g，百部 6g；

制半夏 6g，陈皮 6g，茯苓 9g，化橘红 6g；

黄芩 6g。（药方仅供参考，请读者在专业医师指导下辨证用药。）

看似复杂，其实整个方子是从下面几个点来考虑的。

第一，这个孩子咳嗽还是外感引起的，所以表证要顾及。痰是白色的，有泡沫，还是有寒，炙麻黄能发散风寒，防风、荆芥配合麻黄进一步解表散风。

第二，这个孩子有鼻塞，辛夷、川芎这两味药可以通鼻子，鼻通，肺窍得以宣通也利于止咳平喘。

第三，杏仁、桔梗，一宣一降，可以让整个肺气调畅，可以止咳平喘。

第四，紫苑、百部可降气化痰止咳。因为鼻涕有点偏黄，痰有点黏，用上黄芩清一清。

第五，为什么要用上制半夏、陈皮、茯苓、化橘红？因为制半夏、陈皮、茯苓、化橘红是健脾化痰的。清代医家陈飞霞在《幼幼集成·咳嗽证治》里记载："有声有痰谓之咳嗽，初伤于肺，继动脾湿也。"清代李用粹在《证治汇补·痰证》中也曾记载："脾为生痰之源，肺为贮痰之器。"很多小孩子咳嗽，尤其是痰咳，都是肺脾同病的，善治者治脾而不治咳。

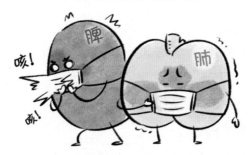

要好好善待我们哪！

我们要认清楚一点，咳嗽不是病，咳嗽只是一种症状，而且咳嗽对身体是有好处的。咳嗽时会咳出痰来，就是帮助身体清除呼吸道异物，保持呼吸道通畅的表现。《医学心悟》中记载："咳嗽之母，属风寒者十居其九。"很多咳嗽一开始皆因寒，一开始遏制住了，就不会有后面久咳不愈，慢慢变成过敏性咳嗽、过敏性鼻炎。把咳嗽扼杀在摇篮里吧！

宝宝有痰吐不出怎么办

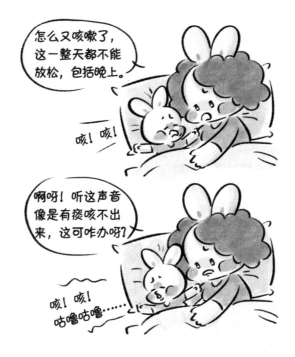

　　图中的这一刻往往是孩子父母最焦急的时候，今天就给大家分享"六招治痰法"。

一、体位引流法——夜间抬高宝宝头部

较小的婴儿，可以选择将他的头部，放在我们的肩膀，一手托住患儿，另一只手进行扣背排痰。
较大的孩子，可以选择坐位或卧位。

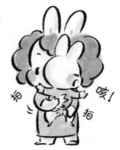

还要经常调换孩子睡觉的位置，最好是左右侧轮换着睡，有利于呼吸道分泌物的排出。还可以早上饭前、晚上睡前各 1 次，每次 20 ~ 30 分钟，之后漱口。

二、湿化——调节室内湿度和温度

室内相对湿度控制在60% ~ 65%
有利于孩子呼吸道黏膜保持湿润
温度最好在18℃ ~ 22℃
保持室内空气清新。

控制湿度较好的方法有使用加湿器、在室内放盆水、直接在地上洒些水等。对于小婴儿还可用湿毛巾敷鼻子。大些的婴儿可尝试蒸汽浴：浴室水龙头打开，保持较高温度直到让浴室内充满水蒸气，大人

带宝宝在里面坐 5 分钟。这样蒸汽就可以进入宝宝的呼吸道，潮湿的空气有助于帮助宝宝清除肺部的黏液，平息咳嗽。

三、拍痰

宝宝"喀喀喀"的时候，妈妈经常会给宝宝拍拍背，其实这就是拍痰护理的雏形。我们可以选择清晨起床后进行拍背排痰。因为夜间大量痰液会积聚在体内，清晨效果最佳，也可以在咳嗽间隙拍打。

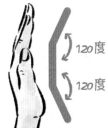

具体做法：
五指并拢，手背隆起，指关节微曲成120度，整个手呈中空的状态。
叩击时利用手腕的力量，发出深而空的啪啪声，轻轻地拍打患儿前胸及侧胸背部。

拍左侧向左侧卧，两侧交替进行。拍击的力量不宜过大，要从上而下，由外向内，依次进行。每侧至少拍 3 ~ 5 分钟，每日拍 2 ~ 3 次。

从物理学的角度来说，频率越快，放在弹性表面的物体更容易脱落。有的家长怕孩子疼，总是小心翼翼，这样根本达不到拍痰的效果。其实，如果手法正确，我们正确地进行叩击，孩子不但不会感觉到疼，反而会非常喜欢这种跟我们进行肢体交流的感觉。

如果按照以上方法拍痰之后，痰还是没有排出来，而是咽下去了，是不是以上的做法我们都白做了？其实不是，排痰不一定非要宝宝吐

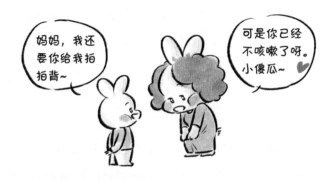

出，痰液从呼吸道进入了消化道，消化道内有很多消化酶，可以消化吸收这些异物以及液体，最后会随着粪便排出来。把痰液咽下去不会加重宝宝的咳嗽，所以家长不用担心。

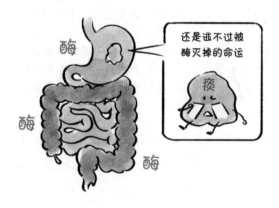

四、抱肚法

抱肚法之名首见于明周于藩的《秘传推拿妙诀》，操作方法：抱患儿同向坐于两腿上，两手从胸前抄过，胸腹紧贴患儿背部，两手同时向后方按压，胸腹则朝前挺。以夹击患儿胸廓。此法操作时宜在患儿呼气或哭泣时用力。操作 3 ~ 5 次。

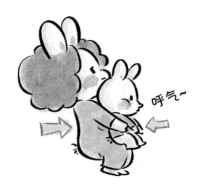

五、饮食疗法

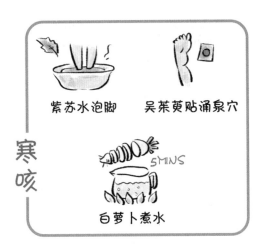

寒性咳嗽：紫苏水泡脚，吴茱萸贴涌泉穴。

白萝卜水：白萝卜洗净，切4～5片，放入小锅内，加大半碗水，烧开后改小火煮5分钟，稍凉后给宝宝喝。

有一味中药叫莱菔子，它有消食除胀，降气化痰之效，"金元四大家"之一的朱丹溪说："莱菔子治痰，有推墙倒壁之功。"推墙倒壁，作用之大，不言而喻。而莱菔子呢，就是白萝卜的种子。

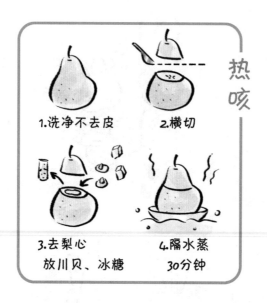

热性咳嗽：川贝炖梨。

一般将梨（200 ~ 400g，儿童可选择小个梨）洗净（不用去皮），由果柄处横切 1/4 做梨帽，挖去梨心，装入川贝，加少量冰糖（3 ~ 5g）盖上梨帽，固定后隔水蒸 30 分钟，放温后揭开帽喝汤吃梨肉。

六、儿推

其实小儿咳嗽时，正确的护理比吃药更有效，其中儿推是帮助孩子缓解咳嗽、化痰的非常有效的手段。

1. 揉天突穴，不要刺激太强烈，50 ~ 100 次。

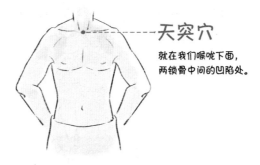

天突穴

就在我们喉咙下面，
两锁骨中间的凹陷处。

2. 分推肋间隙，手部贴合肋间，由中间向两侧推，50 ~ 100 次。

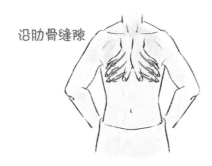

沿肋骨缝隙

3. 揉膻中穴，位于两乳头连线中点，50 ~ 100 次。

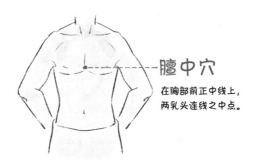

膻中穴

在胸部前正中线上，
两乳头连线之中点。

4. 从下膻中穴下方推至中脘穴，力度不要太重，50 ～ 100 次。

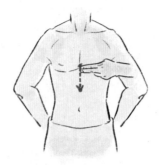

5. 揉中脘穴，速度不宜太快，50 ～ 100 次。

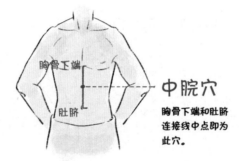

胸骨下端

肚脐

中脘穴

胸骨下端和肚脐
连接线中点即为
此穴。

6. 分推腹阴阳，沿肋弓下缘向两侧分推，50 ～ 100 次。

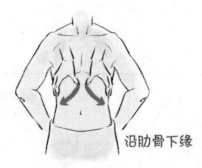

沿肋骨下缘

7. 从中脘穴推至脐，力度不要太重，50 ~ 100 次。

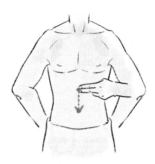

8. 揉脐，需要稍微压下去一些，50 ~ 100 次。

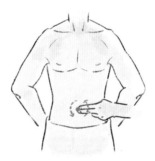

9. 从脐下推至小腹底，力度不要太重，50 ~ 100 次。

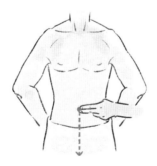

10. 按弦走搓摩法：顺着腋窝往下搓到肚脐两侧。这种方法可以行气化痰，另外，还可以缓解胸闷、气短、咳嗽、喘息、肚子胀满等。

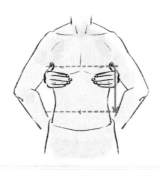

4个简单又好用的通鼻法

入冬后，感冒、鼻炎、鼻塞的人很多。冬季本来就阴冷，对于脾肺不足的人来说，在寒冷的冬季，很容易受到寒邪侵袭，从而出现鼻塞、流涕等症状。

总结下来，冬季小儿鼻塞增多的原因主要有以下几点。

一、反复感冒

家里没有小朋友的人，可能很难相信，一个孩子可以从10月中旬开始反复感冒直到12月底甚至第二年开春。每年一到10月就进入过敏性鼻炎高发季，很多孩子开始鼻塞、咳嗽，然后到10月底秋冬换季

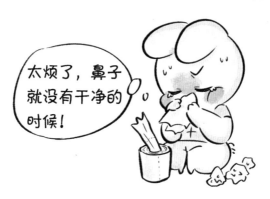

太烦了，鼻子就没有干净的时候！

降温时，不小心受凉来一次外感，外感后又加重鼻炎症状。等外感好了，鼻炎还没控制住时，在幼儿园又被传染一波病毒性或者细菌性感冒，然后再到支气管炎。就这样循环往复，孩子的鼻塞、鼻子不通气的症状一直存在着。

二、腺样体肥大

腺样体肥大也是造成孩子鼻塞的一个主要原因。当孩子不断反复感冒加鼻炎时，由于炎症的反复刺激使腺样体发生了病理性增生肥大，堵塞了孩子狭窄的鼻腔，孩子肯定就会鼻塞。曾经有家长问我，是不是把腺样体切了，孩子就再也不会鼻塞了？不会的，很多割了腺样体的孩子依旧会来我这里治鼻炎鼻塞。

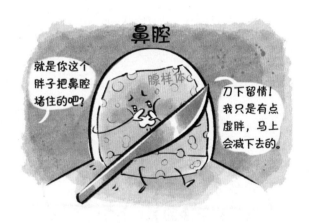

三、过敏性鼻炎

很多孩子感冒发烧后，发烧可以很快控制住，遗留下来的是什么？是延绵难愈的咳嗽、痰、鼻塞、鼻痒（过敏性鼻炎症状）。这时候怎么办？西医会开口服抗组胺药物（开瑞坦、氯雷他定）减少过敏症状，缓解鼻塞、鼻黏膜水肿；针对鼻子的症状会开鼻喷雾剂（布地奈德、内舒拿、辅舒良、盐酸氮卓斯汀鼻喷雾、达芬霖）。

鼻喷雾剂根据成分不同，主要分成三类：

1.抗组胺药物为主要成分；

2.激素为主要成分；

3.血管收缩药物（麻黄素、羟甲唑啉、萘甲唑啉）为主要成分。

简单来说，如果鼻塞、鼻黏膜炎性、水肿过敏症状较轻，那就用鼻用抗组胺药物，还不好就会用激素，再严重就会用血管收缩鼻喷雾剂。我遇见过很多家长，因为之前医院里有配了多的，没有用完的鼻喷雾剂，然后只要发现孩子有点鼻塞，害怕孩子张嘴呼吸出现腺样体面容，就赶紧给孩子用上鼻喷雾剂，而且会很负责地一直用。

这个很可怕，尤其是血管收缩药物为主要成分的鼻喷剂，一般使用不能超过1周，一直用的话可能会导致孩子鼻腔黏膜更加肥大。

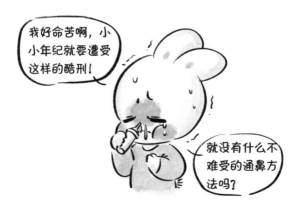

事实上，除了依赖鼻喷雾剂，我们还有更多的选择，我们身边还有更多便宜又好用的"绿色""天然"的通鼻方法被忽略了！

方法一：洗鼻子

很多孩子鼻塞，喉咙里发出呼哧呼哧的声音，还有清嗓子，都是因为鼻腔里鼻涕太多，然后倒流到咽部。孩子不会擤鼻涕怎么办？如果用洗鼻器帮孩子把鼻涕冲出来，就会大大缓解上面的症状。洗鼻器有电动和挤压式的，选择孩子可以接受的就行。一般5岁以上就可以洗了，但不要洗得太频繁，一天一次就够了。

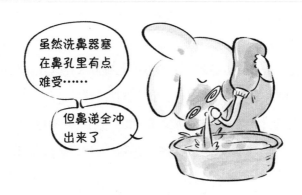

方法二：生姜葱白通鼻法

葱白加生姜煮水。葱白和生姜都是辛温、通阳、走肺的，鼻开窍于肺。葱白6根左右，生姜带皮3片。水沸后，把生姜丢下去，再把生姜煮开，最后把葱白丢下去，当一股浓郁的辛散味道扑鼻后，马上盛出，用煮好的水熏鼻，视鼻塞严重程度，每日2～3次。葱白久煮后效果就不佳了，所以每次要用新的食材来煮。中医用的就是这个辛温之味来鼓动肺阳、散寒。还可以放几片紫苏叶，紫苏叶也是辛温散寒的。

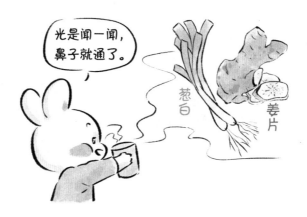

方法三：揉迎香穴

迎香穴位于鼻翼外缘中点旁，当鼻唇沟中。以食指指腹点揉双侧迎香穴 1 ～ 3 分钟即可。按压迎香穴，也能够起到宣通鼻窍、疏风解表、祛风通络的作用。

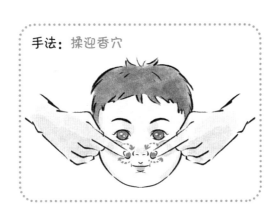

方法四：中药熏鼻包

素问熏鼻方：白芷 30g、苏梗 30g、薄荷 30g、苍耳子 30g、辛夷

30g、黄芩 30g、川芎各 30g。(药方仅供参考，请读者在专业医师指导下辨证用药。)临床上患者一般坚持熏 7 天，就可以大大减轻过敏性鼻炎、鼻塞的症状。

用法 1：药包煮水烧开后，倒入保温杯（预防烫伤，小朋友使用时需要家长陪同照看），放置距鼻前 15 cm 左右，熏 10 ~ 15 分钟，每天重复 3 ~ 5 次。

用法 2：在家里找一个封闭的小空间，用电磁炉烧开，药味充满空间后，让小朋友在房间里待 15 分钟。

不管成人还是孩子，反复感冒、鼻炎，都与脾肺不足的体质有关，但很多时候鼻塞，鼻子呼哧呼哧，喉咙里一直有一口痰，很难受，急则治其标也很重要。这时候，把孩子喉咙里那口痰弄出来，把孩子鼻腔里的鼻涕清理干净，让孩子鼻子稍微通通气，你会发现孩子一下子会舒服很多。

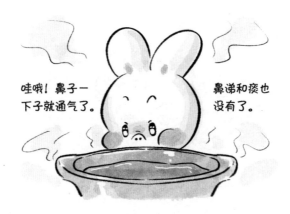

孩子发热，别着急送医院

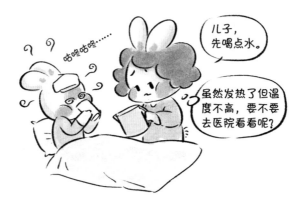

孩子发热了，要马上送医院吗？这个看似是一个很小的问题，但有时候也会引爆一场巨大的家庭矛盾。

之前有一个妈妈来复诊，当我问她最近喝药情况时，她一下子哭了起来，我就问她怎么了。她说两周前发生了一件事，当时孩子发烧了，因为看孩子精神还不错，她就提议先不要带孩子去医院（以免孩子在医院交叉感染），她想再观察观察，没想到坐在一旁的公公急了，当场就斥责她，孩子都病成这样了，你还不带孩子去医院，你有什么资格做母亲！顿时，她觉得自己很冤枉，内心很委屈。

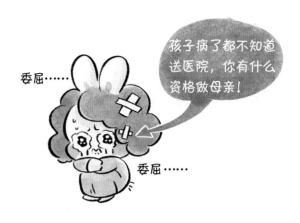

确实，孩子发烧，最让家长焦虑的就是到底要不要马上去医院。不去的话，怕耽误孩子病情；去的话，又怕本来没什么病再交叉感染一次。今天就来科普一下判断标准吧，希望以后面对孩子发热，家长们都能做到心里有数，心里不慌。

第一点：一定要弄清楚体温多少摄氏度才算发烧。

很多妈妈只要看见孩子体温高于 37 ℃就说孩子发烧了。可事实上，孩子的体温本来就比成人略高一点，对孩子来说，如果身体部分部位超过以下的温度指标才算是真正意义上的发烧：

额头温度 ≥ 38 ℃

耳朵温度 ≥ 37.8 ℃

口腔温度 ≥ 37.5 ℃

腋窝温度 ≥ 37.3 ℃

肛门温度 ≥ 38 ℃

而且这些部位的温度最好是在孩子相对安静，情绪平复状态下量出的，刚刚哭闹过、吃过饭、奔跑过都会对体温有影响的。

第二点：牢记发烧不是病。

发烧只是症状，就像咳嗽一样。小儿发烧比较常见的原因就是急性上呼吸道感染，像普通感冒、流感、疱疹性咽峡炎、急性扁桃体炎等这些都会导致小儿发烧。从中医来看，发烧是正邪相争，是身体在调动正气与外邪抗争；从西医来看，发烧是孩子身体开启了自我保护机制，体温升高是为了让细菌病毒活性降低，让白细胞、淋巴细胞增强活力来消灭病原体。孩子会在一次一次发烧同病原体的斗争中，来获得相应的抗体，建立起自己的免疫力，所以发烧真的不全是坏事。

第三点：发烧出现以下情况时应立刻去医院。

1.孩子不满6个月，只要出现发烧症状，立刻去医院。

2.孩子不满2岁（6个月至2岁之间），发烧超过24小时，立刻去医院。

除了这两个年龄因素之外，家长还要注意两点：

一是看发烧的时间。如果发烧超过3天不退，一定要去医院了。一般来说，发烧3天以上不退，需要考虑是否细菌感染或继发了细菌感染。

二是看发烧程度和伴随症状。如果孩子体温超过40℃，或者是孩子哭闹不止，反复呕吐，抓耳朵（耳朵疼），呼吸频次增快，精神状态很差，伴随这些症状时，就要立刻去医院了。

除了以上说的这些紧急的、比较严重的情况，一般孩子发烧，只要精神状态好，就可以暂时不去医院。原因除了上面那个妈妈说的"避免孩子在医院交叉感染"之外，其实还有两个重要原因：一个是孩子发烧需要多休息，另一个是发烧24小时后的血液化验才能更准确地查出发烧原因。

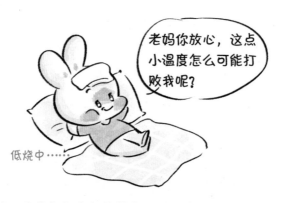

老妈你放心，这点小温度怎么可能打败我呢？

低烧中……

那在孩子发烧期间家长能做什么利于孩子退热呢？千万不要用退热贴，不要捂汗，不要酒精擦浴，而是应该做以下五点：

1. 适当补充温的糖盐水。

孩子发烧后一定要适当给孩子补充糖盐水，尤其当孩子尿量减少时，最简单的方法是 1 升的温水加半茶匙盐和 6 茶匙糖搅匀。如果孩子不爱喝，可以考虑加入半杯橙汁来补充钾。

2. 随着孩子体温高低，给孩子加减衣物。

如果孩子体温升高，怕冷，你就给他加衣服；如果孩子开始退烧，手心发热，流汗，你就给孩子减衣或把衣服敞开，帮孩子散热。

3. 体温一旦超过 38.5℃请使用退烧药。

没有把握中医辨证孩子发热的父母，我们还是建议先用西医退烧药退热，但请按照正确的剂量和次数使用！

乙酰氨基酚适用于已满 3 个月的儿童和成人；

布洛芬适合已满 6 个月的儿童和成人；

应随时观察和记录孩子服药时间和退热情况。

4. 发热期间保证大便一天一次。

孩子发热期间尤其要注意大便情况，如果没有达到一天一次，可以用开塞露通一下，有时候上一次厕所可以退热七八分。

5. 请不要忘了中医外治法加儿推。

不是所有父母都会给孩子辨证的，这时候中医外治法真的很好用，尤其是发热初期，比如，可以给孩子用生姜煮后泡脚 5 ~ 10 分钟发汗散热。还有儿推也是，可帮助小儿退热。以下几个儿推手法强烈推荐，退热效果真的很好。

开天门

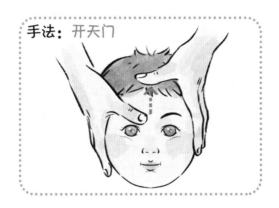

推坎宫

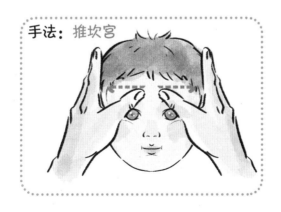

清天河水

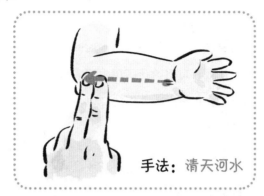

手法：清天河水

退六腑

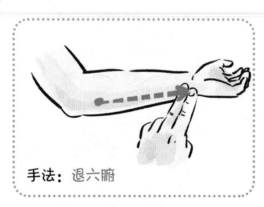

手法：退六腑

拿肩颈

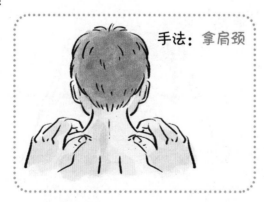

手法：拿肩颈

（以上各 5 分钟，如果烧不退，可以过 30 ～ 60 分钟后再推）

最后总结一下：

应对孩子发烧不要慌，多喝水、多休息、多散热，多儿推、多观察、多吃容易消化的食物。孩子生的每一场病，不仅是对孩子身体的一种考验，更是对父母的一种考验。我们都是第一次做父母、做爷爷奶奶、做外公外婆，愿这篇文章能帮助到每一个边做边学习的家长，愿每个大人都可以成长为守护孩子健康的超人。

流感高烧后，怎样让孩子快速恢复抵抗力

有很多妈妈问，孩子打了疫苗怎么还会感染流感？为何反复感染？其实原因不外乎两点：第一，没有给孩子加强预防；第二，没有在感染流感后及时给孩子善后，帮助孩子快速恢复抵抗力。门诊中有个妈妈说孩子感染流感后刚刚退烧两天，爸爸就把孩子送去幼儿园了，结果回家又不对劲儿了。

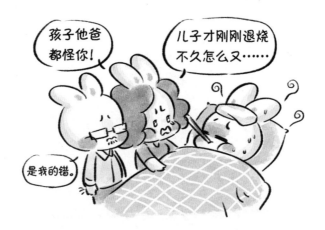

身为家长，我们一定要明白，孩子体质和成人是不同的。孩子感染流感，经历一波高热，抗病毒药、退烧药，整个病程中对身体的损耗非常大。如果感染流感后，没有好好给孩子善后，帮助他恢复抵抗力，

孩子的体质很容易变差，体质变差就会更容易生病。这就是为什么有些孩子会一个冬天不停地反复咳嗽发烧，有些孩子甚至过年都在生病，一直到第二年春天。从某种程度上来说，感染流感后，如何帮助孩子快速恢复抵抗力，有时候比应对流感更为重要。

先来看一下感染流感后孩子会遗留哪些症状：

1.咳嗽。

孩子烧退了，为什么咳嗽却总不好？这是困扰大部分家长的一个问题。很多小孩是不会吐痰的，有些痰甚至像卡在喉咙深处，即便咳出来了，也是黄痰居多。

2.大便不正常。

感染流感后，很多孩子会大便困难，干！有些孩子甚至是2～3天都没有大便，或者便溏。

3.胃口不好。

4.脸色发黄，人没有精神（眼睛没神）。

5.嘴巴有口气。

6.晚上睡觉出汗多。

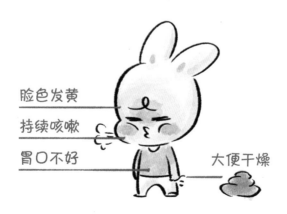

这些症状从中医角度来看，可总结为三点：

伤脾胃——胃口不好，脸色发黄；

肺的问题——咳嗽；

伤津液——大便干燥，晚上睡觉汗多，有口气（阴虚内热）。

先说伤津液的问题。什么是津液？它是我们身体里一切正常水液的总称，像胃液、肠液、汗液、鼻涕、唾液这些都是津液。孩子感染流感高热时，身体就像一个高速运转的机器，孩子身体里大量的津液会被蒸发掉。再加生病期间很难好好吃饭，一边在大量耗损津液，一边津液又得不到生产。中医里有句话叫"气随津脱"，大量津液的耗损，除了会伤阴，让孩子病后阴虚内热，还会导致气的耗损，这就是为什么很多孩子高烧过后，会看上去萎靡不振，很"虚"，瘦掉了。背后的原因就是大量津液蒸发后，气随津脱。

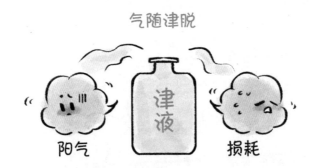

再说伤脾胃的问题。抗病毒和退烧药对孩子脾胃肠道一定是有损伤的，很多抗病毒药物都会给胃肠道带来不适，脾胃受损伤的孩子一定会没胃口，脸色发黄，孩子的免疫力一定会下降。

最后说一下肺的问题（咳嗽）。高烧易退，咳嗽难治。很多家长都会问我："米医生，我孩子感染流感后一直在咳嗽，再咳下去，肺怎么吃得消？"千万记住：咳嗽只是症状，就像发烧是孩子身体正邪相争的表现，感染流感后延绵不愈的咳嗽往往是因为脾肺两虚。前面说了，因孩子得了流感而脾胃受损脾虚（土不生金），"母弱子病"，肺气一定跟着虚，跟着弱，再加上脾虚，脾代谢水液能力弱了，水液停滞，慢慢水湿生痰影响肺气的宣发和肃降。咳嗽，不过是孩子身体自主地想把停滞在身体里的痰排出去而已。

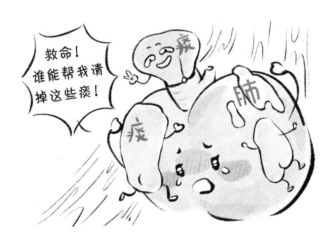

说了那么多，怎么解决呢？

咳嗽的，养肺润肺。可以通过宣肺—降气—化痰—润肺来达到止咳的目的。

津液亏虚导致的大便干燥、口舌干燥、晚上睡觉出汗（阴虚内热），那就滋阴生津来解决。

胃口不好，脸色发黄，脾胃伤了，那就养脾胃啊！

妈妈们都喜欢食疗，针对这三个问题，给大家推荐一个食疗方子：

滋阴生津润肺最好的食物就是梨。

降气化痰最好的食物是萝卜。

宣肺最好的食物就是杏仁。

理气健脾，燥湿化痰最好的食物是陈皮。

入肺脾，滋肺脾阴的最好食物是山药。

把这几样食物放在一起煮水给孩子喝，生津润肺宣肺下气化痰健脾的问题就会得到解决。

很多妈妈会问我，感染流感后给孩子吃什么好？几天后能去幼儿园？其实病后一周是孩子抵抗力最弱的时候，也是传染期，请别急着让孩子去幼儿园，以防传染给其他小朋友。还有感染流感后一周内一定要吃清淡的，多蒸煮，少油炸。如果消化情况好，不积食，舌苔不厚腻，再慢慢增加鱼肉，同时还可以多揉风池、揉大椎、揉肺俞、揉脾俞、揉足三里、捏脊扶正固卫。切记：只有调理好脾胃，吃下去的东西才能被吸收，同时预防工作仍不能松懈。

我对很多家长都说过：养孩子最忌讳重治轻养。孩子感染流感后，一定要多养，养脾胃、养津液、养肺，而不是多吃。

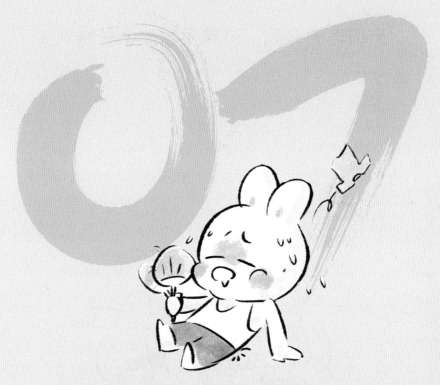

孩子出现奇奇怪怪的症状，
该怎么办

为何春天一到，流鼻血的孩子就特别多

《黄帝内经》里说了，春善病鼽（qiú）衄（nù）（春天容易多发流鼻涕和鼻出血的病）。那如果孩子流鼻血到底应该怎么做呢？六个字：先治标再治本。

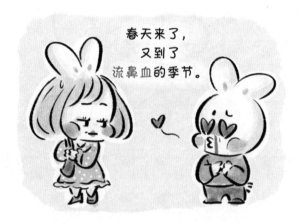

春天来了，
又到了
流鼻血的季节。

"标"就是先把血止住。如何止血？

1. 不要惊慌。

2. 不是抬头，而是低头，不管孩子站立或坐着，都让孩子头轻轻向前倾。

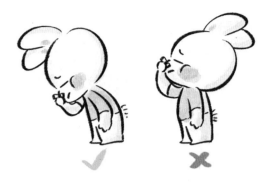

3. 用大拇指和食指捏住孩子鼻翼 10 分钟，一般捏 10 分钟后，血就可以止住，再把手拿开。

4. 如果有条件可以用冷毛巾敷孩子前额和颈部，促使血管收缩，减少出血。

如果用对以上方法，孩子的鼻血大多会止住。但如果止血方法正确的情况下，还是无法止住，或短时间内每周流血两次以上，就要就医了。

说完"标"之后，我们再谈"本"。流鼻血也分内外伤，也分虚实。外伤导致的流鼻血，比如磕碰到了，或是抠鼻子导致的。所以，第一问：孩子有没有过敏性鼻炎？如果有过敏性鼻炎，孩子一直抠鼻子，揉鼻子，是会造成鼻黏膜受损出血，这种流鼻血，必须从过敏性鼻炎入手。

如果这个孩子没有过敏性鼻炎，接着第二问：流鼻血前，饮食上有什么变化吗？比如：有没有过量吃樱桃、巧克力、油炸食品或者进行艾灸？

如果这些也都没，第三问：鼻血流了几次？间隔几天？孩子有没有其他不舒服的症状？精神怎么样？如果没吃什么特别的，也没做艾灸，也没附带其他不舒服症状，最近一周只流过一次鼻血，孩子也精神挺好的，那真的不建议吃药，我个人不建议服用金银花露。

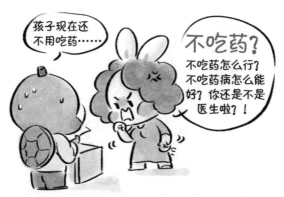

一听到我说孩子不用吃药，很多家长都不乐意了，为什么说偶尔一次不用吃药呢？

流鼻血，中医称之为：鼻衄。虚证多因气虚不能摄血，只要不是三天两头都流鼻血，基本以实证论治。实证的话，比较常见的就是肺胃热盛、肝火上炎、阴虚火旺证型。

那小儿这么多肺火、胃火、肝火从何而来呢？这还是要回到小儿的生理特性来说。小儿阳常有余，阴常不足；小儿肝常有余，脾常不足。孩子就像一个高速运转的小机器，当机器在高速运转时，一定会散发出很多热量，这也是为什么古语有云，"要想小儿安，三分饥与寒"。

寒，是为了帮助这个高速运转的机器散热（小儿阳常有余，阴常不足）。

饥，是为了不让小儿积食，不让他们积而化热（小儿肝常有余，脾常不足）。

第一，脾不足，真的很要命。

脾不足，吃下去的食物消化不了，慢慢积在身体里而化热了，胃火上炎，胃经上交鼻颊[1]，就可能导致鼻子出血。

1　鼻颊：鼻梁。

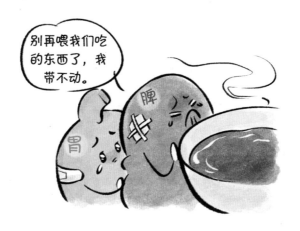

更何况胃肠有积热会热移于肺的，因为肺脉起于中焦（胃），鼻又开窍于肺，当然就会流鼻血。遇到这种情况就要一边健脾消积，一边清胃火，可以用保和丸加玉女煎（石膏、熟地黄、知母、麦冬、牛膝）。

第二，春天气温开始上升，风热之邪容易上犯于肺。

有的年份本来气候就偏燥热，肺喜润恶燥，热邪犯肺，肺内积热就会导致流鼻血。

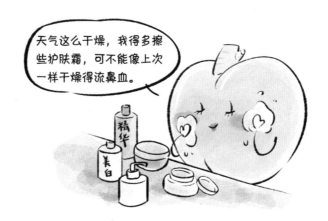

像这种热邪犯肺的流鼻血，就可以用桑菊饮（桑叶，菊花，杏仁，连翘，薄荷，桔梗，甘草，苇根）疏风散热。

第三，春主肝，小儿肝常有余。

春主肝，小儿肝常有余，春天应该多出去跑跳，去疏泄肝气。可现在呢？孩子们成天被关在家里，多余的肝气疏泄不掉，木旺反克肺金，肺阴亏虚，肺燥肺火出来了。

在胃火、肝火、肺火，三昧真火之下，火直接循经络上攻，导致鼻腔干燥，迫血妄行，于是就流鼻血了。

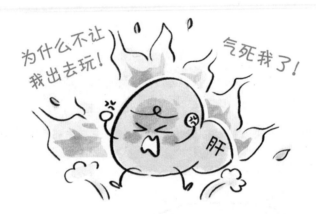

这种身体里的虚火、虚热不能憋着，一定要往外散。身体是很智慧的，它总能找到一个出口，找到自我疗愈的方法，它选择流鼻血来散这种热，泻这种虚火。这也是为什么自古中医里有放血疗法，比如发烧了放点血，积食了放点血。

我们不要把孩子流鼻血，都想成坏事。流点鼻血也是为了自愈。更何况它不是人为的，是身体自动开启了散热、泻火模式。出点鼻血，把孩子身上多余的虚火和热泄掉一点，这样虚火、虚热就不会干扰血的运行了。泄完了，就好了。不吃药，不花钱，唯一坏处就是大人看着心疼，怕孩子再流鼻血，一定要搞点什么药或者东西给孩子吃一吃，其实真的没必要。

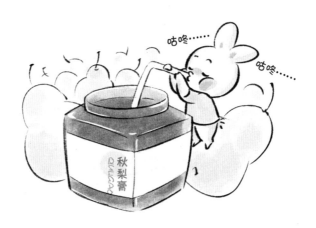

春天真正能预防孩子流鼻血的，只有三件事。

1. 别积食，别乱吃，清淡饮食少油炸。

到底怎么判断小儿是否积食了呢？六个字：一摸二闻四看！

一摸手脚心：小孩积食前通常手脚心会发热。

二闻：闻口气，口气以及打嗝有酸腐臭味道；

闻大便，大便臭（酸臭）。放屁也臭。

四看：看舌苔：舌苔厚腻，表示有积食；若黄厚腻表示积食较久；

看嘴唇：有积食的孩子嘴唇像涂了口红那样；

看大便：积食后大便不顺畅或不成形并且味道很臭；

看睡眠：若有积食，孩子睡觉爱翻动，爱趴睡。

2. 注意疏肝，在家里待着也要做一些室内运动，保证孩子的运动量。

3. 滋阴润肺。

气候偏燥时，要多注意给孩子滋阴润肺，百合银耳汤、炖梨都可以。

如果还不放心的话，可以再做下面两件事。

1. 用白茅根 10g、芦根 10g 煮约 1 升水给孩子喝。

白茅根是凉血止血、清热利尿的，芦根也是清热生津的，它们一起煮水，有一点甜甜的味道，孩子也比较容易接受。

2. 清天河水，推天柱骨清热。

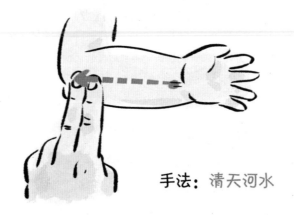

手法：清天河水

切记给孩子吃得清淡一点，尤其注意生湿生热的水果不要给孩子吃太多，比如：樱桃、荔枝、龙眼、菠萝、杧果、榴梿。脾胃能吸收的是营养，不能吸收的就是垃圾。若强行给孩子吃太多无法吸收的食物就是在害孩子。

小儿进补，老来受苦；小儿乱吃，现在受苦。

嘴唇又干又肿，总爱舔，只是因为缺水吗

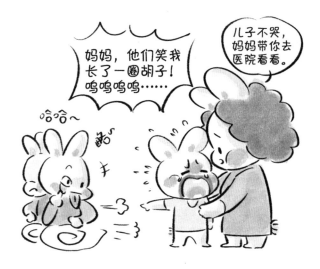

9月，真的是小儿唇风的高发季，先来科普一下什么是唇风吧。

周星驰电影里的"香肠嘴"见过吗？严重的唇风，差不多就长那样了。唇风的症状就是：口唇红、肿、痛、痒、干燥开裂，经常破裂流水，反复脱屑，时重时轻，日久不愈。如右边的图。

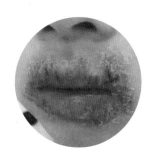

在西医里，这个病被称为"慢性唇炎"，

用抗生素或激素是根治不了的，后果就是反复发作，劳民伤财。中医怎么治呢？中医对这个病的研究起于隋代或者更早。有诸内必形诸外，从脏腑来看，比如《诸病源候论》里就写道："脾与胃合，胃为足阳明，其经脉起于鼻，环于唇，其支脉入络于脾，脾胃有热，气反于唇，则唇生疮而肿也……"简单讲就是，中医认为唇为脾之外候（脾的问题会反映在唇上），再加上胃经绕唇一圈，脾胃是紧密相连的两个器官，脾胃有热，反射在唇，想治唇风离不开脾胃调理。

再紧扣唇风的四大主症——红、肿、干、痒来看。红、肿，与湿、热有关。湿盛则肿，诸湿肿满，皆属于脾。热主要有三个原因。

1.生唇风的孩子，多是脾阴不足的孩子。阴是什么？阴者藏精而起亟（qì，指气），阳者卫外而为固。脾阴不足之后，水湿没办法完成输布，湿邪久聚郁而化热，再加上阴虚体质，阴虚生内热，两个热缠绵在一起，循经上蒸于唇，热盛则痛，嘴唇不红肿、不疼才怪。

2.孩子本来脾阴不足，如果饮食不慎，喂养过度，积食日久化热，会让唇风突然发作。

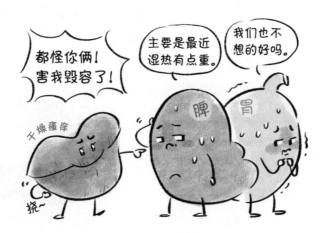

3. 吃了太多辛辣、热性的食物，导致胃火上炎。

其他：熬夜；食用了过敏的食物，如桃子、菠萝、杧果、虾蟹……

干痒呢？中医里痒跟风脱不了干系。中医认为风胜则痒，加上阴虚失养，血虚生风，化热则燥，燥盛则干，所以会觉得唇部瘙痒、干燥。

应该怎么治？要看情况。如果是那种急性发作：孩子嘴唇又肿又红，流那种黄脓水，又瘙痒，又灼热，而且伴有口干口臭、大便干结、舌头红、苔黄腻、脉滑数的话，又红又肿，流脓水，说明脾虚，有湿热；瘙痒又灼热，说明有风热。

治法上要疏散风邪加清热除湿。药方为：泻黄散 + 四君子汤 + 二陈。

泻黄散：藿香、栀子、石膏、甘草、防风。石膏可以清胃热，栀子清热。防风：一可以祛风止痒，二助力石膏、栀子清降脾胃之热。藿香芳香醒脾，一可以振奋脾胃气机，二可以助力防风清降脾胃之热，最后甘草和中。

四君子汤：太子参、白术、茯苓、甘草。

二陈：法半夏、陈皮的功效是益气健脾，脾旺湿自去，湿退热自出。

脾气上来了，气足了，运化力上来了，湿气自然没了，热自然就退散了。

当热退了，唇部的那种灼热感减缓。但唇部依然肿胀（肌肉微微抽动）、干燥脱屑、皲裂，这时孩子往往舌红苔少，表现出倦怠、精神差，这就是脾虚阴伤。脾阴不足和脾虚湿盛矛盾共存，治法上，一边要养阴润燥，一边继续健脾除湿。

药方是：益胃汤（沙参、麦冬、玉竹等）+ 四君子汤（太子参、白术、茯苓、甘草）+ 二陈汤（法半夏、陈皮）。

到这一步会发现嘴唇上新的黏膜生出来，但仍有一点干燥脱屑，可以在前方上加一点养肾阴的，比如六味地黄汤或二至丸，五脏之伤，穷必及肾。很多唇风病程非常长，善后滋养肾阴一下很有必要。在整个急性发作期、缓和期、恢复期过程中，四君子汤＋二陈会贯穿始末，目的就是一边健脾燥湿，一边益气加强脾胃助运之力。在补气药中益阴（养脾阴），很多孩子得了唇风后，晚上睡觉时会痒得大哭大闹，还有张嘴就痛，舌头都伸不出来，吃东西的时候会疼得掉眼泪，如果唇四周非常瘙痒的，可以用上重镇安神的龙骨牡蛎止痒，潜阳以益阴，又可以助睡眠（养阴阳）。

请看下面左右两图，看疗效。

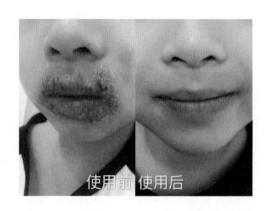

使用前　使用后

这里重点说一下唇风真的需要内调＋外治，双管齐下，上图中的小患者外治用的就是我们自己生产的紫草润唇膏。这个润唇膏，小儿、大人都可以用，是可以"吃"的润唇膏。紫草性味甘、咸，寒，能凉血消炎，如果嘴唇干裂不严重的，一般涂上一天就可以缓解。我治过好几个严重唇风的孩子，就是靠中药＋外用紫草润唇膏，用了之后效果奇佳。紫草润唇膏不仅能保湿，最重要的就是它还可以凉血、消炎，即便没有唇风，它也是秋天嘴唇干裂的救星。

门诊上，我经常遇见有些家长看到孩子咬指甲、揉鼻子、眨眼睛、抿嘴唇就大声训斥，认为是坏习惯、坏毛病，其实这些怪动作完全是身体问题导致的。咬指甲可能是情绪紧张、肝脾不和；揉鼻子是因为有鼻炎；眨眼睛可能是因为鼻炎结膜炎、抽动症；抿嘴唇或舔嘴巴是因为唇炎唇风。

解决的办法有很多，唯独不包含训斥。很多家长越是训斥，孩子越紧张，越会加重这些怪动作。孩子是最不会伪装的，他们每个动作、每个症状背后都是有原因的。

爱啃指甲、脾气不好、睡不踏实，
是哪里出问题了

　　一个妈妈陪着一个漂亮的小女孩来就诊，可是小女孩一双手伸出来却惨不忍睹，10 个手指有 8 个指甲几乎被啃掉一半，照她的话说是啃指甲上瘾，一天不啃就浑身难受。她从小学啃到初中，啃了六七年了，长大后，她自己都觉得这是不正常的，但只要一紧张或做作业时就控制不住自己。而且这些爱啃指甲的孩子不仅有啃指甲的坏习惯，还经常发火，脾气暴躁，非常易怒。

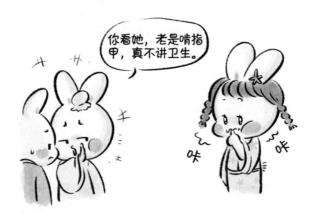

　　那孩子爱啃指甲这件事到底是不是有病呢？是的。其实这与情绪紧张有关。中医认为，肝主情志，肝主筋，甲为筋之余，所以指甲是所有肝的余气。我们常说，小孩子肝常有余，而脾常不足，所以有肝火的小孩当然会不自觉地啃掉一点了。那问题又来了，孩子为何肝火会旺呢？

第一，受风使肝火旺。肝属木，容易一点就着，再吹着风，就更旺了。小孩子肝气有余，常常到处跑，容易流汗，不及时擦干被风一吹，得了风寒，裹在里面又生热，生热之后烧津液，津液少了就阴虚，阴虚火旺，整个肝就被点燃了，于是就肝火过旺。

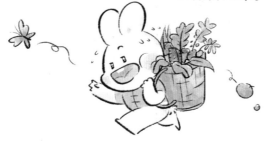

孩子活动后流汗要及时擦干，**以免受风寒。**

第二，积食使肝火旺。现在的孩子，生活条件太好了，各种肉类样样都有，平时水果轮换，偶尔零食不断，就算是可乐酸奶冰激凌、奶茶甜品巧克力这些零食小吃，都会产生热量。才刚6岁的孩子体重

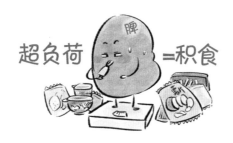

超负荷 脾 ＝积食

就达到 45.5 kg 是什么概念？都快赶上本人的体重了！产生了热量还不运动，能消化吗？你想过脾的感受吗？

脾消化不了了就会导致积食，多余的热量散不出去就只能郁积在身体里，肝火又旺了，然后肝木克脾土，产生一系列恶性循环……

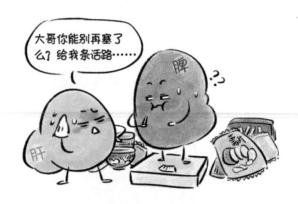

第三，用眼过度使肝火旺。我们都知道，肝开窍于目，然而现在 3 岁的孩子都会用手机打游戏了，耗的就是肝血呀！外加晚上睡得晚，都不能好好滋阴了，肝阴当然不足啦，肝阴不足肝火就旺了。

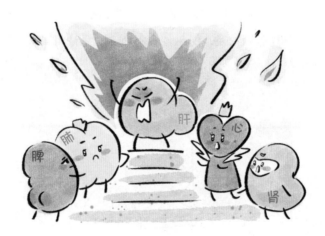

我知道，为孩子准备饭菜是一件令妈妈们头疼的事情，如果还要考虑营养、考虑味道，那就更是麻烦了。

　　我为妈妈们准备了 50 个助生长食谱，除了膏方的做法复杂一些，其他食谱基本上都是简单又好做，美味又营养的。

　　具体的做法和功效都写得很详细，你可以试试看哦！

　　不过呢，给宝宝吃美食的同时，不要忘记结合反馈式喂养观察小朋友的身体情况哦！祝你的宝宝吃得香，长得高！

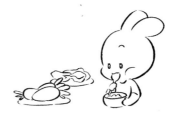

长高膏

● **原料**

山楂 30 克、谷芽 30 克、山药 30 克、白扁豆 30 克、薏苡仁 30 克、淡竹叶 10 克、陈皮 10 克、黄精 10 克、牡蛎壳一个敲碎

● **配料**

冰糖适量

● **做法**

1. 取一口砂锅，将所有材料（冰糖除外）放入纱布袋，加 3000 毫升水，泡 30 分钟。

2. 大火熬药，水开后转小火，熬 45 分钟。

3. 取出纱布袋，将药汁沥干，再用纱布过滤药汁，确保药汁无渣。

4. 将滤好的药汁倒入铜锅（务必用铜锅，不可用铁锅或不锈钢锅），用小火一直熬，快收汁时放入冰糖并搅拌，确保药汁一直冒泡，同时不粘锅、不煳，收汁后装入无油无糖的干净玻璃瓶中即成。

● **米医生点评**

　　长高膏这个方子来自素问中医的叶主任 40 年的临床经验，我用了好多年，觉得非常应手，所以推荐给妈妈们，帮助小朋友长高高。

　　山楂、谷芽能助消积食，山楂主消肉食，谷芽主消米面食。

　　山药性味甘平，归脾、肺、肾三经，适合脾胃虚弱的宝宝，补脾气又补脾阴。白扁豆是健脾化湿的常胜将军，薏苡仁可以利水不伤正气，补脾又不滋腻。淡竹叶能促暑湿外解，还清心火、除烦躁。陈皮理气化痰，黄精补中益气，牡蛎安神助眠固精。

　　这个方子同时照顾到小朋友的脾胃和睡眠，是帮助孩子长高的秘密武器。

1. 五宝豆浆

● **原料**

水发黑豆 60 克、水发黄豆 60 克、花生米 30 克、核桃仁 20 克、黑芝麻 20 克

● **配料**

冰糖适量

● **做法**

1. 将已浸泡 8 小时的黄豆倒入碗中，加入黑豆、花生米、核桃仁、黑芝麻，搓洗干净。

2. 将洗好的材料倒入滤网沥干水分后，和冰糖一起倒入豆浆机，选择"五谷"程序，打成豆浆。

3. 把打好的豆浆过滤装杯即可。

● **米医生点评**

花生入脾、肺二经，可润肺、和胃。

核桃入肾、肺、大肠三经，可补肾、固精强腰、润肺定喘、润肠通便。

黑豆归于脾、肾二经，可补肾养血、乌发明目。

黄豆归脾、胃经，具有健脾利湿、润燥消水、解毒的功效。

黑芝麻归肝、肾、大肠三经，可补益肝肾、养血益精、润肠通便。

这几种食材含丰富的蛋白质、钙质和不饱和脂肪酸，具有促进身体发育、增强记忆力等功效。

2. 红豆小米浆

● **原料**

水发红豆 120 克、水发小米 100 克

● **配料**

冰糖适量

● **做法**

1. 将已浸泡 5 小时的红豆、浸泡 3 小时的小米放入碗中,搓洗干净,再倒入滤网中,沥干水分,待用。

2. 将备好的红豆、小米和冰糖倒入豆浆机中,选择"五谷"程序,打成豆浆。

3. 把打好的豆浆过滤装杯即可。

● **米医生点评**

红豆(赤小豆)味酸、甘,性平,入心经和小肠二经,能把水湿通过小便排出体外,减轻水肿。

小米味甘、咸,性寒凉,入肺、胃、肾三经,可以和中益肾,善补脾胃虚弱。小米中含有丰富的蛋白质、脂肪、膳食纤维、钾、钙、锌等,与营养丰富的红豆搭配食用,可促进儿童骨骼和牙齿的健康发育。

3. 鸡蓉玉米糊

● **原料**

鲜玉米粒 120 克、鸡胸肉 60 克、鸡汤 100 毫升

● **配料**

盐少许

● **做法**

1. 鸡肉洗净，用料理机搅成泥状待用。
2. 洗净的玉米粒榨成玉米汁待用。
3. 汤锅中倒入鸡汤烧热，再放入玉米汁，用大火煮至沸腾。
4. 下入鸡肉泥，拌匀，煮至鸡肉熟透。
5. 调入少许盐，拌匀，再煮一会儿至鸡肉入味。
6. 关火后盛出煮好的玉米糊即可。

● **米医生点评**

　　从中医角度考虑，玉米性味甘平，有健脾开胃、除湿、利尿功效。鸡肉味甘，性温，归脾、胃二经，善补虚弱，为佐膳佳肴、营养之源。鸡汤味甘，性温，入脾、胃二经。

　　从营养学的角度分析，玉米含有丰富的纤维素，可以促进胃肠蠕动，防止小儿便秘；鸡肉中含有的优质蛋白能促进钙的吸收，维持肌肉发育，是宝宝成长必不可少的营养素。此道膳食有益于宝宝生长发育。

注意

咳嗽期间暂勿吃本品。

4. 玉米山药粥

● **原料**

山药 90 克、玉米粉 100 克

● **做法**

1. 山药洗净，去皮切丁，备用。
2. 取一小碗，放入备好的玉米粉，倒入适量清水，边倒边搅拌，至玉米粉完全融化，制成玉米糊，待用。
3. 砂锅中注入适量清水烧开，放入山药丁。
4. 搅拌均匀，倒入调好的玉米糊，边倒边搅拌。
5. 用中火煮约 3 分钟，直到食材熟透，盛出装碗。

● **米医生点评**

从中医角度考虑，玉米性味甘平，有健脾开胃、除湿、利尿的功效，对缓解脾胃虚弱、消化不良有益，熟食可充饥健身、补虚和中。山药性味偏于甘平，入脾、肺、肾三经，可益气养阴、补脾肺肾、涩精止带，补肺气、补肺阴、补肾气、滋肾阴。

玉米粉的主要成分为玉米，玉米营养丰富，含有丰富的钙和维生素，是非常健康的粗粮；与山药搭配熬制成粥，易于消化吸收，具有保护视力、补益气血的功效，非常适合成长期儿童食用。

注意

便秘期间暂勿吃本品。

5. 花生莲子大麦粥

● **原料**

花生 30 克、莲子 20 克、大麦 20 克、大米 50 克

● **做法**

1. 所有食材洗净，入锅，加入清水。
2. 电饭煲点煮粥键或煮两个小时（不加大米，煮水亦可）。

● **米医生点评**

　　花生甘、平，入脾、胃、肾三经，可以健脾和胃、利肾去水、理气通乳、治诸血症。花生中的维生素 K 有止血作用。花生红衣的止血作用更是比花生更高出 50 倍，对多种出血性疾病都有良好的止血功效。

　　莲子性平，味甘、涩，归脾、肾、心三经，具有补脾止泻、益肾固精、养心安神等功效，对于缓解脾虚久泻、遗精、滑精、虚烦失眠等症有益。

　　大麦味甘、咸，性凉，归脾、胃二经，为我国古老的常用粮食，药食兼用。

　　大米味甘性平，可补中益气、健脾养胃、益精强志、和五脏、通血脉、聪耳明目，具有止烦、止渴、止泻的功效，是中国的主要粮食作物。

　　此粥健脾和胃、补益温和，既对身体有好处，又能让主食变得丰富多变，深受小朋友喜欢。

6. 奶酪蘑菇粥

● **原料**

肉末 35 克，口蘑 45 克，菠菜 50 克，奶酪、胡萝卜各 40 克，水发大米 90 克

● **调料**

盐少许

● **做法**

1. 口蘑切丁，胡萝卜、菠菜切粒，奶酪切条。
2. 汤锅中注水烧开，倒入泡好的大米，拌匀，放入切好的胡萝卜、口蘑，搅匀。
3. 烧开后转小火煮 30 分钟至大米熟烂，倒入肉末，拌匀。
4. 再放入菠菜，搅拌均匀，煮至沸腾，放入少许盐，拌匀调味。
5. 把煮好的粥盛入碗中，放上奶酪即成。

● **米医生点评**

　　口蘑味甘、辛，性平，归肺、脾、胃三经，有健脾补虚、宣肺止咳、透疹等症状。胡萝卜味甘平，入肺、脾二经，可健脾、化滞，缓解消化不良、咳嗽等症状。菠菜味甘性平，归肝、胃、大肠、小肠四经，有解热毒、通血脉、利肠胃的功效。

　　菠菜中维生素 K 的含量较高，与含维生素 A 丰富的胡萝卜及含钙高的奶酪搭配食用，可以帮助人体维持正常视力，增强其抗病能力，促进儿童的生长发育。

7. 桑葚黑豆黑米粥

● **原料**

桑葚 15 克、水发黑豆 20 克、水发黑米 50 克、水发大米 50 克

● **配料**

冰糖 10 克

● **做法**

1. 砂锅中注入适量清水烧开，倒入洗好的桑葚。
2. 盖上盖，用小火煮 15 分钟至水变成深紫色，捞出桑葚。
3. 倒入洗好的黑豆、黑米、大米，搅拌均匀。
4. 盖上盖，用小火煮 40 分钟至食材熟透，放入适量冰糖。
5. 搅拌均匀，煮至冰糖溶化，盛出装碗。

● **米医生点评**

　　桑葚味甘、酸，性寒，归心、肝、肾三经，有开胃益中、健脾活血、明目的功效。黑豆味甘，性平，归脾、肾二经，有健脾补肾、消肿利水的功效。黑米味甘，性平，归脾、胃二经。大米味甘，性平，可补中益气、健脾养胃、益精强志、和五脏、通血脉、聪耳明目，具有止烦、止渴、止泻的功效，是中国的主要粮食作物。

　　黑豆含有蛋白质、维生素、异黄酮、钙、磷等营养成分，有助于儿童体格发育。此外，黑豆搭配黑米及桑葚同食，还可缓解小儿头发枯黄、稀少的现象。

8. 红薯栗子饭

● **原料**

红薯 200 克、胡萝卜 120 克、板栗肉 15 克、稀饭 230 克、黑芝麻粉 35 克

● **配料**

芝麻油适量

● **做法**

1. 锅中注水烧开，放入板栗肉，煮至断生，沥干放凉，切细丝待用。
2. 洗净的胡萝卜、红薯切细丝。
3. 将砂锅置于火上，倒入少许芝麻油，再倒入板栗肉、胡萝卜、红薯，炒香后加适量清水，大火煮至沸腾。
4. 放入稀饭，拌匀搅散，烧开后用小火煮约 15 分钟至熟；倒入黑芝麻粉，拌匀煮沸，关火盛出即可。

● **米医生点评**

　　红薯味甘，性平，归脾、胃、大肠三经，具有补脾益胃、通利大便、生津止渴的功效。板栗味性甘、咸，性温，归脾、胃、肾三经，具有健脾养胃、止血消肿、强筋活络的功效。胡萝卜味甘，性平，入肺、脾二经，可以健脾、化滞，缓解消化不良、咳嗽等症状。黑芝麻味甘，性平，归肝、肾、大肠三经，可以补益肝肾、养血益精、润肠通便、滋润皮肤。

　　红薯的营养价值很高，含有氨基酸、维生素、钙、铁、钾等营养物质，有利于保持血液的酸碱平衡，对儿童的健康发育和智力开发都有益处。板栗含有丰富的维生素 C、钾、铁、锌等，常食可提高免疫力。芝麻的钙含量极高，对儿童的骨骼发育有很大帮助。

9. 花生酱拌荞麦面

● **原料**

荞麦面 95 克、黄瓜 60 克、胡萝卜 50 克、豆芽 20 克

● **配料**

葱丝少许，陈醋、生抽、芝麻油、盐、白糖、花生酱各适量

● **做法**

1. 胡萝卜、黄瓜切细丝备用。

2. 开水锅中倒入荞麦面，煮至其熟软，放入洗净的绿豆芽，煮至其变软，捞出放入凉开水中过凉，再捞出沥干，装入碗中。

3. 放入胡萝卜丝、黄瓜丝、葱丝，搅匀。

4. 另取一小碗，倒入盐、生抽、花生酱、白糖、陈醋、芝麻油，搅匀，调成味汁。

5. 将味汁浇到拌好的荞麦面上，搅拌至入味即可。

● **米医生点评**

荞麦性凉，味甘，归脾经、胃经和大肠经，具有下气消积以及开胃宽肠的作用。黄瓜味甘，性凉，入脾、胃、大肠三经，能除热、利水、解毒。黄豆芽性寒，味甘，归脾、大肠二经，清热解毒、利湿消积、润燥。胡萝卜味甘，性平，入肺、脾二经，健脾、化滞，可缓解消化不良、咳嗽等症状。

荞麦面有很高的食用价值，其铁、锰、锌等营养元素含量比一般谷物要高，食用荞麦能增加儿童铁的摄入量，预防缺铁性贫血。胡萝卜富含胡萝卜素，是儿童改善视力、预防近视的好食材。黄瓜含有丰富的维生素 C、水溶性维生素和膳食纤维。黄豆芽营养丰富，含蛋白质、脂肪、糖、粗纤维、钙、磷、铁、胡萝卜素、维生素 B1、维生素 B2、烟酸、维生素 C 等营养成分。这碗面，爽口又营养。

10. 鹌鹑蛋龙须面

● **原料**

龙须面 120 克、熟鹌鹑蛋 75 克、海米 10 克、生菜叶 30 克

● **配料**

盐少许、食用油适量

● **做法**

1. 洗净的生菜叶切碎，备用。
2. 砂锅中注入适量清水烧开，淋入少许食用油，撒上海米，略煮片刻。
3. 放入折断的龙须面，拌匀，煮至熟透。
4. 加盐，倒入熟鹌鹑蛋，拌匀，煮至汤汁沸腾。
5. 放入生菜，煮至断生，盛出装碗即成。

● **米医生点评**

　　龙须面（小麦）味甘，性凉，入心、脾、肾三经，有养心、益肾、除热、止渴的功效。鹌鹑蛋性味甘平，补气血，安神志，强筋骨，对肝、心、脾、肺、肾五脏均有补益作用。海米（虾米）味甘、咸，性温，归肝、肾、胃三经，有健脾益肾、开胃消食的功效。生菜叶味甘、苦，性凉，归胃、大肠二经，能清热提神、清肝利胆及养胃。

　　小麦含有丰富的碳水化合物、维生素 B 族和蛋白质，可以补充热量以及植物蛋白。鹌鹑蛋含有蛋白质、维生素、铁、磷、钙等营养成分，有补益气血、强身健脑等功效。龙须面含淀粉丰富，能为儿童的生长发育提供充足的能量。海米（虾米）含钙量高，生菜具有丰富的膳食纤维和维生素 C。一碗面富含人体需要的各种营养素，健康孩子，方便妈妈。

11. 小米香豆蛋饼

● **原料**

面粉 150 克、鸡蛋 2 个、水发黄豆 100 克、四季豆 70 克、水发
小米 50 克

● **配料**

泡打粉 2 克、盐少许、食用油适量

● **做法**

1. 四季豆切碎，黄豆剁成细末。

2. 开水锅中，加盐、四季豆，放入食用油，煮熟后捞出，沥干水分，
待用。

3. 鸡蛋中放四季豆、小米、黄豆、泡打粉、盐、面粉，搅拌均
匀制成面糊，静置 10 分钟后放入食用油，搅拌使面糊纯滑。

4. 煎锅中放食用油，烧热后转用小火，倒入面糊，铺匀，略煎
至面糊呈饼状，散出焦香味后翻面，煎至两面呈金黄色，关火盛
出，切成小块即可。

● **米医生点评**

　　鸡蛋味甘性平，入脾、胃、肾、大肠四经，可以滋阴润燥、补
血安神。黄豆味甘，性平，入脾、胃二经，能健脾利湿、润燥消水。
四季豆味甘、淡，性温，入脾、胃二经，能健脾和胃、补肾。小米味甘、咸，
性凉，入脾、肾、胃三经，有健脾和胃、养胃止渴、利尿通淋的功效。

　　黄豆含有人体必需的多种氨基酸，有促进大脑发育、增高助长
的作用。鸡蛋中含有维生素 D，能促进钙吸收，使骨骼逐渐钙化。
两者搭配食用，可促使儿童长得更高。

1. 茴香蚕豆

- **原料**

  鲜蚕豆 300 克

- **配料**

  桂皮、花椒、小茴香各少许，盐少许，生抽适量

- **做法**

  1. 开水锅中倒入桂皮、花椒、小茴香，烧开后再煲煮约 15 分钟，倒入蚕豆，加入盐、生抽。

  2. 小火继续煮约 15 分钟至食材熟透，捞出煮好的蚕豆，沥干水分，夹出桂皮等调料，装盘即可。

- **米医生点评**

  鲜蚕豆味甘，性平，入脾、胃二经，能健脾利湿。桂皮味甘、辛，性热，入脾、肾、膀胱三经，有温中散寒、活血健胃、止疼的功效。花椒味辛，性热，杀虫解毒，归脾、胃、肺、肾四经，辛热燥散，纯阳散寒，内服温脾胃以散寒痛，辛辣麻醉虫体。小茴香味辛，性温，入肝、肾、脾、胃四经，有温肾散寒、理气止痛的功效。

  蚕豆含有蛋白质、粗纤维、磷脂、胆碱、维生素 B_1、维生素 B_2、钙、铁、磷、钾等营养成分，配合芳香醒脾的香料烹煮，小儿常食，能开胃消食、增强记忆力、缓解压力。

2. 黄瓜拌豆皮

● **原料**

黄瓜 120 克、豆皮 150 克、红椒 25 克

● **配料**

盐少许，蒜末、葱花各少许，生抽、陈醋、芝麻油、食用油各适量

● **做法**

1. 黄瓜、豆皮、红椒切成丝，待用。

2. 开水锅中放入盐、食用油、豆皮、红椒，焯煮至熟后捞出，装入碗中，倒入黄瓜丝。

3. 放入蒜末、葱花，加入盐、生抽，倒入陈醋、芝麻油，拌匀至食材入味，装盘即可。

● **米医生点评**

　　黄瓜味甘，性凉，入脾、胃、大肠三经，能除热、利水、解毒。豆皮味甘淡，性平，入胃、肺、脾三经，清肺热，能止咳、消痰、养胃、解毒，具有补益性，扶正兼祛邪。红椒味辛，性热，归心、脾二经，温中健胃，散寒燥湿。

　　黄瓜含有丰富的维生素C、水溶性维生素和膳食纤维，具有除湿、利水、降脂、促进消化的作用。豆皮含有丰富的蛋白质和铁、钙、磷、镁等多种营养元素，浓缩了黄豆的精华。两者同食，有利于锌的吸收利用，可促进骨骼发育。

3. 山药木耳炒核桃仁

● **原料**

山药 90 克、水发黑木耳 40 克、西芹 50 克、彩椒 60 克、核桃仁 30 克

● **配料**

盐、白芝麻少许，白糖、生抽、水淀粉和食用油各适量

● **做法**

1. 去皮山药切片，木耳、彩椒、西芹切小块；开水锅中加盐、食用油，焯煮山药，再焯煮木耳、西芹、彩椒，捞出沥干。
2. 用油起锅，将核桃仁炸出香味。
3. 油锅中加白糖，与核桃仁炒匀，盛出，撒上白芝麻。
4. 油锅中倒入焯过水的食材，加盐、生抽、白糖、水淀粉，炒匀，装盘，放上核桃仁即可。

● **米医生点评**

　　山药性味偏于甘平，入脾、肺、肾三经，可益气养阴、补脾肺肾、涩精止带，补肺气、补肺阴、补肾气、滋肾阴。黑木耳味甘，性温，归胃、小肠二经，润肺止咳、健脑强志、益身养颜、活血化瘀。西芹味甘，性凉，入肝、肺、胃三经，平肝清热、祛风利湿、除烦消肿。彩椒味辛，性热，归心、脾二经，能温中健胃，散寒燥湿。核桃仁味甘、涩，性温，入肾、肝、肺三经，可补肺肾、定喘、润肠。

　　黑木耳含有蛋白质、多糖、维生素 K、钙、磷、铁及磷脂、烟酸等营养成分，能促进血液循环，使输送到骨骼中的营养素增加，促进骨骼增长；配合山药食用，有利于孩子的体格发育。

4. 木耳烩豆腐

● **原料**

豆腐 200 克、黑木耳 50 克

● **配料**

蒜末、葱花、盐少许，生抽、老抽、料酒、水淀粉和食用油各适量

● **做法**

1. 豆腐切成小方块，木耳切小块。

2. 水烧开，加盐、豆腐块，煮 1 分钟后把木耳倒入沸水锅中，煮半分钟，将豆腐和木耳捞出。

3. 用油起锅，放入蒜末，爆香；倒入木耳，炒匀，淋入适量料酒，炒香。

4. 加入少许清水，放入适量生抽、盐，淋入少许老抽，拌匀煮沸。

5. 放入焯煮过的豆腐，搅匀，煮 2 分钟至熟；倒入适量水淀粉勾芡，盛出装碗，撒入少许葱花即可。

● **米医生点评**

豆腐味甘，性凉，入脾、胃、大肠三经，有补中益气、清热润燥、生津止渴的功效。黑木耳味甘，性温，归胃、小肠二经，具有润肺止咳、健脑强志、益身养颜、活血化瘀的作用。

豆腐中富含优质蛋白，有益于神经、血管及大脑的生长发育，可以增强免疫力、强身健体。黑木耳及豆腐都是含钙量较高的食物，可促进骨骼发育，帮助孩子长高。

5. 素佛跳墙

● **原料**

藕 300 克、胡萝卜 200 克、山药 200 克、莲子 30 克、薏苡仁 30 克

● **配料**

姜片、盐少许，食用油适量

● **做法**

1. 所有食材洗净，放入砂锅。
2. 加适量清水、适量油。
3. 大火烧开后转小火，慢炖 1.5 小时，加适量盐调味，盛出即可。

● **米医生点评**

　　藕味甘，性寒，入心、肝、脾、胃四经，熟食开胃健脾、止泻益血，用于脾胃虚弱之消化不良、食少腹泻。胡萝卜味甘，性平，入肺、脾二经，健脾、化滞，可缓解消化不良、咳嗽等症状。山药性味偏于甘平，入脾、肺、肾三经，有益气养阴、补脾肺肾、涩精止带，补肺气、滋肾阴的功效。

　　莲子味甘、涩，性平，归脾、肾、心三经，具有补脾止泻、益肾固精、养心安神等功效。

　　薏苡仁味甘、淡，性微寒，归脾、胃、肾三经，具有利水渗湿、健脾除痹、清热排脓等功效，可缓解小便不利、水肿、脚气及脾虚泄泻等症状。

　　姜片味辛，性温，归肺、脾、胃三经。

　　本品营养丰富、味道鲜美，可以健脾利水、强健脾胃，有助于小朋友的体格发育。

1. 虾皮炒茼蒿

- **原料**

虾皮 20 克、茼蒿 200 克、彩椒 45 克

- **配料**

蒜末、盐少许，料酒 10 毫升，食用油适量

- **做法**

1. 茼蒿去根部，切成段，彩椒切条；用油起锅，放入蒜末、虾皮，炒出香味。

2. 将切好的彩椒放入锅中，炒匀；淋入料酒，炒匀提鲜。

3. 放入切好的茼蒿，翻炒均匀至变软。

4. 加入少许盐，炒匀调味后关火，盛出装盘。

- **米医生点评**

虾皮性温，味甘，入脾、肾二经。

茼蒿味辛、甘，性平，归肺、肝、脾、胃四经，可安心气、养脾胃、消痰饮、利肠胃。

彩椒味辛，性热，归心、脾二经，有温中散寒、开胃消食、除湿的功效。

蒜味辛，性温，归脾、胃、肺三经，有解毒消肿、杀虫、止痢的功效。

虾壳含有大量的钙和甲壳素，常食虾皮，对儿童骨骼、牙齿和神经系统的发育都非常有益。茼蒿中含有特殊香味的挥发油，含有丰富的维生素、胡萝卜素及多种氨基酸，有助于消食开胃、补钙。

2. 虾仁四季豆

● **原料**

四季豆 200 克、虾仁 70 克

● **配料**

姜片、蒜末、葱白各少许，盐少许，水淀粉、料酒、鸡粉、食用油适量

● **做法**

1. 四季豆切成段，虾仁去除虾线。
2. 虾仁装入碗中，放入盐、水淀粉，抓匀；倒入食用油，腌渍 10 分钟至入味。
3. 锅中注水烧开，加食用油、盐，倒入四季豆，焯煮 2 分钟至其断生，捞出，备用。
4. 用油起锅，放入姜片、蒜末、葱白、虾仁，炒匀；放四季豆、料酒，炒香。
5. 加入适量盐、鸡粉，炒匀调味；倒入适量水淀粉，拌炒均匀。
6. 将炒好的菜盛出，装盘即可。

● **米医生点评**

四季豆味甘、淡，性温，入脾、肾二经，能健脾、和胃、补肾。

虾仁味甘，性微温，归肝、胃、肾三经，能补肾壮阳。

虾仁营养丰富，其含有的钙、钾、镁、磷等矿物质及维生素，是人体优质蛋白质的来源，且易被人体吸收。四季豆含有大量的优质蛋白，还含有一些不饱和脂肪酸、硫碘素、烟酸，维生素 A 等物质的含量也很高，对儿童的骨骼、智力、神经系统发育都有一定的积极作用。

3. 鳕鱼蒸鸡蛋

● **原料**

鳕鱼 100 克、鸡蛋 2 个、南瓜 150 克

● **配料**

盐 1 克

● **做法**

1. 南瓜切片，鸡蛋打散调匀、制成蛋液。

2. 烧开蒸锅，放入南瓜、鳕鱼，用中火蒸 15 分钟至熟。

3. 用刀把鳕鱼、南瓜分别压烂，剁成泥状；在蛋液中加入南瓜、部分鳕鱼，放入少许盐，搅拌均匀。

4. 将拌好的材料装入另一个碗中。

5. 放在烧开的蒸锅内。

6. 盖上盖，用小火蒸 8 分钟。

7. 取出，再放上剩余的鳕鱼肉即可。

● **米医生点评**

鳕鱼味咸，性微寒，归脾、胃二经，可开胃健脾、行水，对胃气不舒、水肿等有食疗辅助康复之效。

鸡蛋味甘，性平，入脾、胃、肾、大肠四经，可以滋阴润燥、补血安神。

南瓜味甘，性温，归脾、胃二经。南瓜具有补中益气、化痰排脓、驱蛔虫的功效。

鳕鱼富含维生素 D，有利于钙沉着于骨骼，促进骨骼的生长。南瓜含有丰富的锌，能参与人体内核酸、蛋白质的合成，是人体生长发育的重要物质。

4. 橄榄菜蒸鲈鱼

● **原料**

鲈鱼块 185 克、橄榄菜 40 克

● **配料**

姜末、葱花各少许，盐少许，生粉、生抽和食用油适量

● **做法**

1. 把鲈鱼块装在碗中，撒上姜末，放入盐、生抽，拌匀。
2. 再撒上生粉，涂抹均匀；腌渍约 15 分钟，去除鱼腥味。
3. 取一个干净的盘子，摆放上腌好的鲈鱼块；再撒上备好的橄榄菜。
4. 蒸锅上火烧开，放入装有鲈鱼的盘子。
5. 用大火蒸约 8 分钟至食材熟透，取出蒸好的食材。
6. 撒上葱花，最后淋上少许食用油即可。

● **米医生点评**

鲈鱼味甘，性平，归肝、脾、胃三经。鲈鱼具有补肝肾、益脾胃、化痰止咳之功效，对肝肾不足的人具有很好的补益作用。

橄榄菜性平，味甘、酸、微涩，入肺、胃二经，能消肿利咽、生津解毒，对咽喉肿痛、烦渴、咳嗽吐血等病症有辅助疗效。

鲈鱼营养价值极高，富含蛋白质、维生素 A、维生素 B 族、镁、锌、硒等营养元素，有改善脾胃、化痰止咳的作用。此外，鲈鱼所含的钙质也较多，青春期孩子食用鲈鱼，对骨骼的发育有很大帮助。

5. 炖黄花鱼

● **原料**

黄花鱼 1 条

● **配料**

葱、姜、料酒适量，盐、酱油、白糖少许

● **做法**

1. 黄花鱼去鳞去内脏洗净，改刀。
2. 放入葱、姜、料酒和盐，腌制 10 分钟。
3. 热锅冷油烧热，下黄花鱼煎至两面金黄。
4. 加适量农夫山泉、放少许酱油、白糖，盖锅盖小火炖 15 分钟。
5. 最后大火收汁，起锅装盘。

● **米医生点评**

　　黄花鱼味甘，性平，能健脾益气、开胃消食，有助于缓解食欲不振、下利、失眠症、心悸、健忘。黄花鱼含有蛋白质、脂肪、维生素 B1、维生素 B2、维生素 E、碳水化合物以及烟酸、钙、钾、磷、铁、锌、镁、碘等矿物质，有很好的补益作用。

6. 草菇虾米干贝汤

● **原料**

草菇 150 克、虾米 35 克、干贝 20 克

● **配料**

姜丝、葱花各少许，盐少许，食用油适量

● **做法**

1. 开水锅中倒入洗净切好的草菇，搅匀，煮约 1 分钟，捞出。
2. 将焯煮好的草菇过一下清水，装盘备用；热锅注入适量食用油，放入姜丝、干贝、虾米。
3. 倒入焯过水的草菇，翻炒均匀；锅中加入适量清水，搅拌均匀。
4. 放入盐，搅拌均匀，煮约 3 分钟，搅匀，盛出，撒上葱花即可。

● **米医生点评**

草菇味甘，性平，归肝、胃二经，具有提高机体免疫力、延缓衰老、防癌抗癌、降三高的功效。

虾米味甘、咸，性温，归肝、肾、胃三经，有健脾益肾、开胃消食的功效。

干贝味甘、咸，性微温，具有和胃调中、滋阴补肾的功效，对缓解咽干口渴、脾胃虚弱、头晕目眩、虚劳咳血等症有益。

姜丝味辛，性微温，归肺、脾、胃三经，有解表散寒、温中止呕、温肺止咳、解毒的功效。

葱味辛，性温，归肺、胃二经，能通阳活血、驱虫解毒、发汗解表。

草菇的不饱和脂肪酸含量丰富，富含锰、锌、铜、镁、硒等微量元素。干贝含有多种人体必需的氨基酸，且钙、锌含量较高，能促进生长。草菇含有维生素 C、多糖、赖氨酸、锌、钾等营养成分，可提高机体免疫力。

7. 鲫鱼豆芽汤

- **原料**

  鲫鱼一条（约 500 克）、豆芽 150 克

- **配料**

  姜片适量，葱花适量，食用油适量

- **做法**

  1. 将鲫鱼处理干净擦干，不留水分。
  2. 锅烧热，倒入油，将鲫鱼放入煎。
  3. 煎至鱼身在锅中可以移动，将鱼翻个面，继续煎另一侧鱼身。
  4. 将姜片放入锅中，倒入开水没过鱼身。
  5. 大火煮开，转中火，煮至汤色发白。
  6. 倒入豆芽，继续煮 5 分钟。
  7. 起锅盛出。

- **米医生点评**

  鲫鱼味甘，性平，归脾、胃、大肠三经，性质和缓，肉质细嫩，味道鲜美，行水不燥，补脾不濡。"诸鱼中惟此可常食"，为补益强壮保健食品。

  黄豆芽味甘，性寒，归脾、大肠、膀胱三经，可以清热解毒、利湿消积、润燥。

  鲫鱼含有丰富的钙质和蛋白质，能补充身体所需要的钙质，黄豆芽含有蛋白质、维生素、糖、粗纤维、钙、磷、铁和胡萝卜素等营养成分。鲫鱼与黄豆芽炖汤，可以和中补虚、补虚赢、温胃进食、补中生气，对小朋友的生长发育非常有利。

8. 花蛤紫菜汤

● **原料**

蛤蜊 400 克、水发紫菜 80 克

● **配料**

盐少许，胡椒粉、食用油各适量，姜丝、香菜段各少许

● **做法**

1. 将洗好的蛤蜊切开，去除内脏。
2. 放入碗中，用清水洗干净，备用。
3. 锅中注入适量清水烧开，放入处理好的蛤蜊，撒入姜丝。
4. 加入少许盐，倒入少许食用油，煮至沸腾；加入洗好的紫菜，拌匀。
5. 撒入适量的胡椒粉，继续搅拌片刻，至紫菜完全散开。
6. 关火后盛出煮好的汤料，装入汤碗中，撒上香菜段即可。

● **米医生点评**

　　蛤蜊味咸，性寒，入肝经，有滋阴润燥的功效，对于缓解阴虚内热、消渴燥热等病症有益。

　　紫菜味甘、咸，性寒，可下热气、和血养心、清烦涤热，治不寐，利咽喉。

　　蛤蜊中含有的碳酸钙及磷酸钙，是构成人体骨骼及牙齿的主要无机盐；且蛤蜊中还含有维生素、镁、铁、锌等营养成分，有开胃、滋阴、润燥的作用，不仅对幼儿的骨骼及牙齿发育十分有益，还能预防小儿厌食、便秘。

9. 白菜牡蛎粉丝汤

● **原料**

大白菜180克、水发粉丝200克、牡蛎肉150克

● **配料**

盐少许，胡椒粉、料酒、食用油各适量，姜片、葱花各少许

● **做法**

1. 大白菜切成丝，粉丝切成段。

2. 开水锅中加入食用油、姜片、料酒，倒入牡蛎肉、大白菜，烧开后煮3分钟。

3. 放入盐、胡椒粉，拌匀，倒入粉丝，用大火煮至沸腾。

4. 把煮好的汤料盛出，装入碗中，再撒上少许葱花即成。

● **米医生点评**

　　牡蛎味咸、涩，性凉，入肝、肾二经，有敛阴、潜阳、止汗、涩精、化痰、软坚的功效。

　　白菜味甘，性微寒，归肺、胃二经，能养胃生津、除烦解渴、利尿通便、清热解毒、清凉降泻兼补益。

　　牡蛎又称为"海里的牛奶"，富含人体不能自身合成的锌，可提高机体的锌镉比例，促进锌的吸收，起到护脑、健脑的作用，还可以帮助孩子安稳入睡。白菜含有丰富的粗纤维，不但能起到润肠、促进排毒的作用，还能刺激肠胃蠕动、帮助消化，对预防小儿便秘有良好的食疗作用。粉丝的营养成分主要是碳水化合物、膳食纤维、蛋白质、烟酸和钙、镁、铁、钾、磷、钠等矿物质。

1. 酱烧排骨海带黄豆

● **原料**

排骨段 350 克、水发海带 80 克、水发黄豆 65 克

● **配料**

料酒、老抽、生抽适量，盐、胡椒粉、水淀粉各少许，草果、八角、桂皮、香叶、姜片、葱段各少许

● **做法**

1. 海带用斜刀切块；汆煮排骨，沥干水分备用。
2. 用油起锅，倒入姜片、葱段、爆香；倒入排骨、香叶、草果、桂皮、八角、料酒、老抽、生抽、翻炒。
3. 倒入黄豆，加清水、海带，炒匀，煮沸焖熟，加葱、盐、胡椒粉调味。
4. 水淀粉收汁，装盘，去桂皮、姜片即可。

● **米医生点评**

排骨性温，味甘，归脾、胃二经，可以滋养脾胃、保健脾胃。

海带性寒，味咸，归于肝、脾、肾三经，具有软坚、散结、消炎、平喘、通行利水、祛脂降压等功效。

黄豆性平，味甘，归脾经、胃二经，具有健脾利湿，润燥消水、解毒的功效，可以用于缓解脾胃虚弱、气血不足、消瘦萎黄、脾虚水肿。

排骨段中含有磷酸钙、骨胶原、骨粘连蛋白等构成骨骼的重要元素。海带能提高免疫力、促进胃肠蠕动，故此道膳食对促进儿童生长发育有益。

2. 芹菜炒牛肉

- **原料**

  牛肉 200 克、芹菜 400 克

- **配料**

  食用油适量，料酒、老抽少许

- **做法**

  1. 芹菜洗净、去叶切碎。
  2. 牛肉切碎。
  3. 热锅冷油，下牛肉末，快速翻炒，沿锅边下少许料酒、老抽。
  4. 牛肉完全上色后下芹菜，芹菜熟透后起锅装盘。

- **米医生点评**

  牛肉味甘，性平，归脾、胃二经，有补益性，具有强筋壮骨、补虚养血、化痰熄风的作用。

  芹菜味甘、辛，性凉，无毒，入肺、胃、肝三经，可以清热除烦、平肝、利水消肿、凉血止血。

  芹菜炒牛肉有增强肌肉和骨骼的功效，其中含有多种人体必需的营养素，特别是铁和矿物质钙等微量元素的含量相对较高，能强身健骨、补中益气，非常适合生长发育中的孩子。

3. 莲藕排骨汤

● **原料**

莲藕 150 克、排骨 350 克

● **配料**

盐少许、姜片

● **做法**

1. 排骨切小段，冷水下锅。
2. 放入姜片，大火煮开，除去浮沫。
3. 焯好水后捞出，洗净、控水。
4. 炖锅中加入足量清水，放入两片姜，倒入排骨。
5. 加盖后大火烧开转中小火炖半小时。
6. 炖煮半小时后，莲藕切滚刀小块放入。
7. 加盖继续炖煮 1 小时，出锅前加入适量食盐即可。

● **米医生点评**

藕味甘，性寒，归心、肝、脾、胃四经，熟食可开胃健脾、止泻益血，可缓解脾胃虚弱之消化不良、食少腹泻。

排骨味甘，性温，归脾、胃二经，可以滋养脾胃、保健脾胃。

排骨富含蛋白质和脂肪，能为人体提供优质蛋白质和必需的脂肪酸，可以补充人体所需的营养，藕富含碳水化合物、膳食纤维、维生素和多种矿物质。两者搭配，不仅能补气补血，又很平和，对小朋友的生长发育很有帮助。

4. 雪豆蹄花汤

● **原料**

猪前蹄 2 只、泡发雪豆 300 克

● **配料**

陈皮 1 片，生姜、盐适量，酱油、醋、香油、花椒粉、剁椒和葱花适量

● **做法**

1. 猪前蹄洗净，去除杂毛，剁成大块，放入开水锅中焯去血沫后再次清洗，放沸水中煮 5 分钟，捞出洗净待用。

2. 砂锅内放入适量清水，放入猪前蹄、雪豆、生姜和陈皮，大火烧开直到汤汁发白，然后转小火煲约 3 小时，至猪蹄酥烂，捞出陈皮不要，放入盐调味。

3. 根据个人口味，用一定比例的酱油、醋、香油、花椒粉、剁椒和葱花调成蘸水，蘸猪蹄吃。

● **米医生点评**

猪蹄味甘、咸，性平，归胃经，能补气血、润肌肤。

雪豆味甘，性平，归脾、胃二经，可以补益中气。

猪蹄含有大量的胶原蛋白，对于经常性的四肢疲乏、腿部抽筋、麻木有一定辅助疗效。雪豆含丰富的蛋白质、脂肪、粗纤维，处在生长发育期的孩子吃，可以濡养筋骨。

5. 山药龙骨汤

● **原料**

龙骨（猪脊骨）500 克、山药 500 克、莲子 50 克

● **配料**

料酒少许、红枣 3 颗、枸杞 7 颗、老姜适量、盐少许

● **做法**

1. 龙骨剁成小段。
2. 冷水下锅放料酒、姜片去腥，焯水，大火煮沸，打去浮沫。
3. 倒出冲洗干净。
4. 焯好水的龙骨倒入炖锅，加足水。
5. 山药削皮切成小段。
6. 炖锅中的龙骨大火烧沸，打去浮沫，加入山药、莲子、红枣。
7. 加盖子，调制小火，炖煮 1.5 小时左右，加盐调味即可 。

● **米医生点评**

　　龙骨（猪脊骨）性微温，味甘，可滋补肾阴、填补精髓。山药性味偏于甘平，入脾、肺、肾三经，能益气养阴、补脾肺肾、涩精止带，补肺气、补肺阴、补肾气、滋肾阴。莲子味甘、涩，性平，归脾、肾、心三经，具有补脾止泻、益肾固精、养心安神等功效，可缓解脾虚久泻、遗精、滑精、虚烦失眠等症状。红枣味甘，性平，入脾、胃二经，可以补中益气、养血安神。枸杞子味甘，性平，归肝、肾、肺三经，不但可以滋阴补肾，还可以益精明目。

　　龙骨除含蛋白质、脂肪、维生素外，还含有大量磷酸钙、骨胶原、骨粘连蛋白等，可为幼儿和老人提供钙质。

　　山药龙骨汤具有安神、平缓情绪的功效，还能够健脾利湿，帮助孩子提高睡眠质量，增强脾胃功能，达到强壮身体的功效。

第四，焦虑情绪使肝火旺。焦虑是会传染的，如果妈妈特别小心，担心宝贝这里出了问题那里出了问题。明明是小问题，却被无限放大以为有大毛病，会给孩子落下病根。临床上就有家长听见孩子半夜咳嗽，然后用听诊器偷偷听孩子肺部呼吸。

焦虑的情绪是会传染的！孩子感受到妈妈的焦虑，自己也会不安，导致自己神经开始紧张，这样的孩子常伴有易抽筋、咀嚼肌紧张、爱咬牙关、入睡困难、易惊厥等症状。

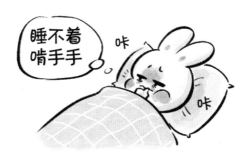

所以孩子不自觉地啃指甲，其实是孩子的肝在无法抗压时的本能自助，因为人的指甲其实是味中药，味甘、咸，性平，有止血、利尿、

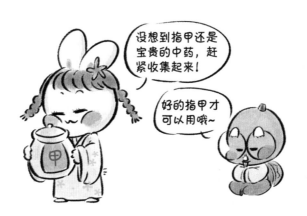

去翳的功效，也可滋肝阴，这就是为什么孩子爱啃指甲了。

一个病症的背后，往往有其根本。我们看到一个现象，要推导它的本质，像剥洋葱一样，一片一片剥到最后。

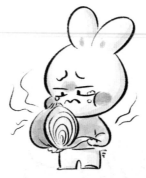

我剥完了，
我也哭了……

最后我想说，孩子爱啃指甲，不是他的错，他有可能只是敏感焦虑了，就像很多事一样，我们不要以成年人的标准去衡量孩子的世界。那些奇怪的表现背后，可能都藏着一个不为人知的病因。我们要多学中医，即使不懂医理，也要懂中医治病的法，抽丝剥茧了解病症背后原因才是治病之根本，不要等到病重了才追悔莫及。

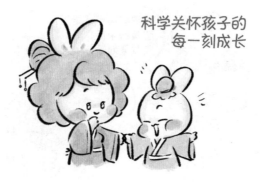

科学关怀孩子的
每一刻成长

睡眠充足怎么还会有黑眼圈

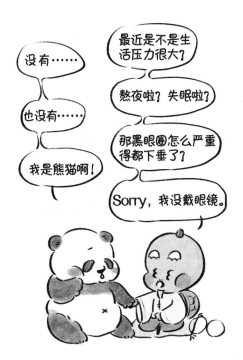

在许多人眼中，黑眼圈代表着熬夜、睡眠不足，压力大。可明明没熬夜，睡眠也不错，为什么还是有黑眼圈呢？尤其是临床上，很多家长带着孩子跑到门诊来问我："米医生，我家孩子睡觉挺好啊，为什么黑眼圈还是那么重啊？"

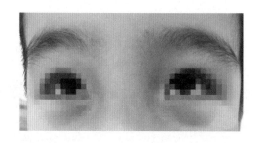

这时候，我会反问她："你孩子有没有过敏性鼻炎或鼻窦炎？有没有过敏性支气管哮喘？有没有长期鼻塞感冒？"答案 80% 都是"有"。

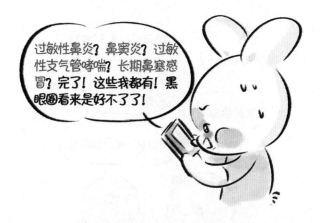

为什么这些鼻子上的问题会跟黑眼圈扯上关系？大家先来回忆一下，不管是过敏性鼻炎，还是鼻窦炎或是感冒，主要和明显的症状都是鼻塞。当小儿出现长期鼻塞后，会直接导致小儿呼吸不顺畅，小儿血液中的氧气含量偏低，缺氧后血液就会循环不良，眼部周围微血管内的血液流速缓慢，导致静脉血液瘀堵在眼睛周围，慢慢沉积在小儿皮肤最薄嫩的下眼皮，就形成了黑眼圈。所以小儿鼻子上的问题越严重，鼻炎病史越长，小儿的黑眼圈就会越来越大，颜色越来越深。

很多孩子的家长对我说，孩子眼睛周围黑黑的一圈看起来精神就不好，其实何止是精神不好啊，可能心肝脾肺肾都不好了！在中医看来，"有诸于内，行诸于外"。《灵枢·本脏》里更提到过"视其外应，以知其内脏，则知所病矣"，故有"望而知之谓之神"之说。人的五脏六腑精气上注于目，眼部症状简直就是五脏的晴雨表。

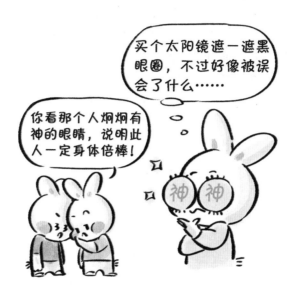

清代儿科著作《幼幼集成》中说："小儿久嗽，其目两眶肿黑。"久咳伤肺，肺不好就会出现熊猫眼的症状。

北宋医学名著《圣济总录》中提出"肾肝虚眼黑暗"，两眼黯淡无光发黑？肝肾肯定偏虚啦！

清代医学著作《四诊秘录》里写道："眼胞属脾，若黑灰煤炭之色，主痰饮之疾。"脾主运化水湿。黑眼圈？怎么可能不脾虚？

《婴童宝鉴》说："面青目黑是肝气所伤，荣卫不和。"黑眼圈的事情与肝也有关系。

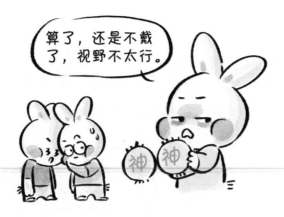

　　看到这，妈妈们要质疑了，不就一个黑眼圈吗？有那么夸张吗？若放西医那里，这都不是什么大事，回去多喝点水好好休息，再不济，等到 18 岁之后就用化学换肤、激光、手术的方法消除。

　　中医的话就会把它像上面那样当正事去处理，在中医里，儿科的望诊太重要了。中医自古有句老话是"宁治十男子，不治一妇人"，后半句是"宁治十妇人，不治一小儿"。自古儿科最难，因为小儿言语不清，素来被称为"哑科"。

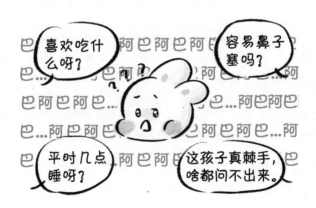

在清朝乾隆钦定的《医宗金鉴》里曾写道："儿科自古最为难……惟凭面色识因病。"由此可见，中医自古极为推崇小儿面部望诊，所以小儿黑眼圈的问题以后还是交给中医来解决吧。

之前我治过一个过敏性鼻炎比较严重的男孩，整个治疗周期的确比较艰难和漫长，好在那个妈妈一直比较有信心，后来的确也缓解了。记得中途她有一次来门诊时，很高兴地对我说："米医生，太不可思议了，我发现我儿子的黑眼圈淡了。"事实上，过敏性鼻炎得到缓解后，黑眼圈真的是会变浅的。其实准确地来说，当孩子过敏体质改变后，那些过敏性疾病——过敏性鼻炎、湿疹、哮喘——缓解了，黑眼圈自然也消失了。

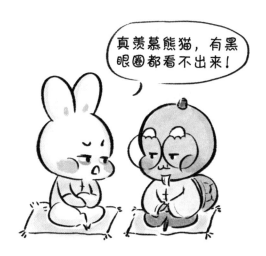

当然，这并非我独创的，而是早在中医临床上就有真实数据可以佐证的。成都中医药大学第一附属医院及成都中医药大学第二附属医院曾对 0 ～ 14 岁的 50 例黑眼圈儿童与 50 例无黑眼圈儿童进行对照研究，最后得出的结论是：过敏相关性疾病，包括湿疹、过敏性

鼻炎、哮喘、家族过敏史与小儿黑眼圈关系密切。湿疹、过敏性鼻炎、反复呼吸道感染，以及肺虚体质、脾虚体质等是儿童形成黑眼圈的危险因素。

说了那么多，只是想告诉已经有孩子的家长，下次再看见孩子顶着两个大黑眼圈时，别再一味批评他们不乖乖睡觉了，因为处理好孩子的黑眼圈光"早点睡觉"是远远不够的！或许这孩子天生就是个过敏体质，早就被过敏性毛病摧残得非常难受。孩子的黑眼圈是在明示或暗示你："妈妈，我好难受，快帮我摆脱这些该死的过敏吧！"

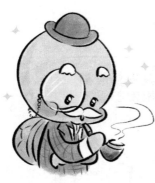

如果仅仅把黑眼圈当成皮肤问题，用外部治疗不一定有效，要思考更深层次的原因，有过敏相关性疾病的患者也会被摧残出黑眼圈哦，要有针对性治疗，才能治标又治本。

为何小小年纪总是大汗淋漓? 你了解卫气吗

关于汗,我之前说过,汗为心之液,汗为津液,汗血同源。你每天流的汗,其实是心液,是津液,是血,很是珍贵。

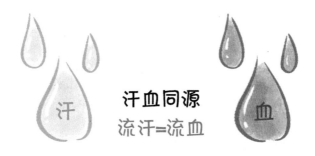

那是不是不流汗就是好呢? 当然也不是。更何况,身体流的汗有好坏之分,也有正常和非正常之分。一个人正常流的汗,是调节身体体温的。当身体温度偏高时,肌肤毛孔打开,出汗的同时会顺势把热带出去;当身体温度较低时,我们毛孔自然会闭合,防止身体热气外泄。

那非正常的流汗是啥呢? 小儿是非正常流汗的重灾区,常常让家长操碎了心。下面这个小患者好端端地坐着,二十七八摄氏度天气下,没吃东西,没跑,没动,却一直在淌汗。

孩子整个头发就像被汗水洗了一遍，额头上密密麻麻的小汗珠滚下来，俗称"蒸笼头"。只要你是位家长就会知道孩子会"以汗洗头"。对很多孩子来说，"以汗洗头"这项技能不用学，天生就会。像右图孩子这种大半天哗哗流的汗，中医称为"自汗"。

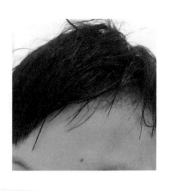

还有一种更常见的情况是，孩子睡着时，闭着眼睛，这个汗自己偷偷跑出来，但只要孩子一醒，这个汗就收住了，不流了，这种偷偷摸摸流出的汗，中医称为"盗汗"。最常见的就是，小儿刚入睡时，会满头大汗。

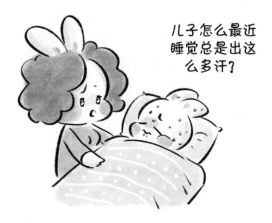

儿子怎么最近睡觉总是出这么多汗？

在门诊接诊时，我经常被问："米医生，为什么我家孩子睡着时汗那么多，要不要紧？不会有大问题吧？"30分钟以内孩子头汗能收住的话，父母不必过分紧张。新手爸妈，都会被孩子的汗吓到。主要是很多孩子的感冒、发烧、咳嗽，往往都是因为流汗过多，再吹着风，着凉引起，这就导致父母特别害怕孩子汗流不止。

为什么孩子特能流汗呢？说到汗，不得不科普一个中医概念——卫气（卫阳）。如果把人体看作是一个城池，人体皮肤就像一道城门，中医概念里的卫气就像守城门的卫兵。它们能抵抗外邪，负责毛孔开合，毛孔开汗流，毛孔闭汗止。

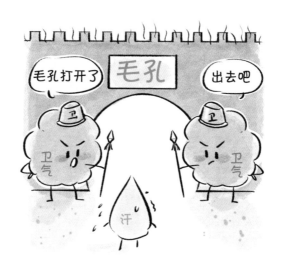

为什么孩子盗汗、头汗严重？因为白天卫气（卫阳）在皮肤工作，到了晚上就要回到身体里。如果孩子本来就是阴虚内热的体质，当卫阳（卫气也属阳）这股热能也回到体内，就会让身体里热上加热，这种热会蒸发体内津液，导致出汗。再加上头是诸阳之汇，小孩子又是少阳之体，阳气足，所以头部最易蒸津出汗。自汗的情况就更容易解释了，城门的卫兵（卫气）虚弱不固，看守松懈，不能严防死守城门，身体里的津液，就偷偷溜到城门外了。当家长明白这些中医基础后，无论你家的孩子如何花式流汗，都能手到擒来。之前有位读者在公众号后台留言：

> 米医生，家里7岁小女孩，天天都是汗津津的，稍微一活动就像刚洗过澡一样，天气变热了不活动也比别人流的汗多，睡着后上身和头部出汗多。头发被汗打湿后感觉黏黏的，汗味重。平时舌质较红，苔少，便便干，入睡较困难。

（因为没有当面面诊，以下内容仅供大家学习参考。）

信息量一：天天都是汗津津的，稍微一活动（算白天吧）就像刚洗过澡一样，说明这个孩子自汗啊，气不能固涩汗，气虚，气不足。

信息量二：睡着后上身和头部出汗多，说明这个孩子除了自汗同时还有盗汗，出现盗汗，高度怀疑会不会是阴虚体质。

再往下看：孩子头发被汗打湿后感觉黏黏的，汗味重，平时舌质红，苔少，便干，入睡困难。

舌红、苔少，汗黏、味重，这些都足以表明这个孩子是阴虚内热体质。一方面阴虚内热盗汗，一方面卫气不固自汗。如何治？气不足补气，阴不足养阴。

益气养阴，方用生脉散加减，太子参9g，麦冬9g，五味子9g，酸枣仁9g，生黄芪9g，浮小麦15g。（药方仅供参考，请读者在专业医师指导下辨证用药。）

太子参：补气生津的。

麦冬：养阴，生津，除烦。

五味子：生津敛汗，它是治汗必不可少的药。五味子配生黄芪可以补气固表敛汗，配麦冬可以治阴虚盗汗。

酸枣仁：安神，养心，敛汗。

生黄芪：益卫气固表止汗。

浮小麦：止汗，益气，除热。

方子主要是用来补气、益气、养阴、除热、止汗的。当孩子卫气足了，卫气能守住城门，不让津液溜出去。当孩子阴足了，内热退了，蒸腾孩子津液的火盆撤了，汗当然就不会被热逼出去了。同时再安安神、止止汗。

很多时候，孩子流汗多，或是胃口不好、积食、便秘、咳嗽，这些都只是症状，找出症状背后的原因，才是最重要的。其他不废话了，从读完这篇文章后，各位家长开始先定一个小目标：找到孩子流汗背后的原因，别让孩子的汗白流了。

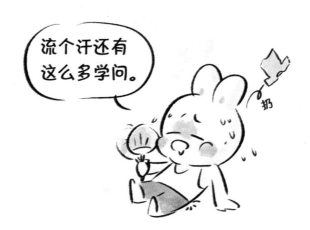

流口水不是小事，
会影响娃的智力和神经发育

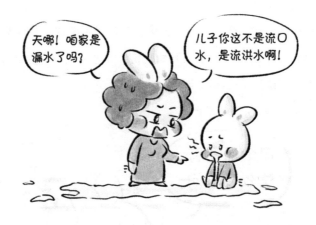

　　有次在门诊接诊时，接诊了一个 1 岁的小宝宝，从宝宝 6 个月添加辅食后慢慢口水增多，妈妈参阅了网上的信息后以为是出牙期，没有重视。到了 8 个月时，宝宝每天要换 10 多块口水巾，每天口水像拉丝，孩子 3 个月几乎没有长过重量，全家开始焦虑，爷爷奶奶、外公外婆齐齐在诊室外坐着。那么宝宝流口水到底哪些属于正常，哪些又是不正常的呢？ 3 个月不长体重究竟与流口水是否有关系？

　　流口水的两种情况属于正常（生理性流涎）：

食物刺激

生理性
流涎

乳牙萌生

食欲不佳
形体消瘦

行为异常
如昏迷

水痘或
手足口病

咽喉炎或
扁桃体炎

病理性
流涎

甲状腺功能
减低症

成年人经常
睡着流口水

口腔溃疡
或口腔炎

情况一：因食物刺激而流品水。宝宝 4 ~ 6 个月后，单纯母乳喂养已不能满足小儿生长发育的需要，开始添加辅食，食物对神经、唾液腺的刺激较强，使唾液腺分泌功能增强，唾液明显增多。

情况二：因乳牙萌生而流口水。乳齿萌生时会对牙龈感觉神经产生机械性刺激，使唾液腺分泌更多唾液，而此时小儿口腔较浅，吞咽反射不灵敏，不能及时将过多的唾液吞下，导致唾液在口腔内不断蓄积而外溢。随着乳牙的萌出，唾液的分泌量会逐渐转为正常。

下面七种情况是不正常的（病理性流涎）：

情况一：成年人经常睡着流口水，这一定不是睡太香的缘故，原因稍后会讲。

情况二：孩子每天流大量的口水，食欲不佳、形体消瘦、大便溏薄或干结等。

情况三：如果流口水时伴随着口角长水泡，孩子可能得的疾病是口腔溃疡或者口腔炎。

情况四：如果一边流口水一边伴有发烧、流鼻涕，可能是咽喉炎或者扁桃体炎。扁桃体炎往往会伴随着咽喉部的红肿不适，从而导致孩子吞咽困难。

情况五：如果流口水伴有口角溃疡，那孩子患上的可能是水痘或者手足口病。孩子在感染水痘或者手足口病后，可能在口腔或者舌头上出现溃疡。

情况六：当孩子流口水的同时，还伴有行为异常，如昏迷等，那父母就得格外注意了。孩子有可能是患了神经方面的疾病，如面部神经麻痹、脑积水、脑炎等。

情况七：甲状腺功能减低症等也常有流涎现象，同时伴有智力低下、反应迟钝、目光呆滞、哭闹无常、舌头伸出口外等症状。

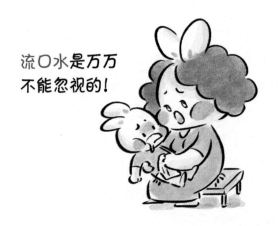

除去那些因感染、神经疾病导致的流涎，小儿唾液量过多，称为小儿流涎，中医学称"滞颐"，俗称流口水。多见于3岁以下小儿，不仅影响外观，还常常导致下巴潮红糜烂。

《婴童百问·滞颐第四十二问》中记载："小儿滞颐者，涎流出而渍于颐间也，此由脾冷涎多故也。脾之液为涎，脾胃虚冷，不能收制其津液，故流出渍于颐也。"

小儿素体脾胃虚弱，脏腑娇嫩，有"脾常不足"之说，《伤寒论后辨》曰："若胃阳虚，即中气失宰，膻中无发宣之用，六腑无洒陈之功，犹如釜薪失焰，故下至清谷，上失滋味，五脏凌夺，诸症所由来也。"指出脾胃虚寒及热邪浸淫为其主要病因。

《素问·宣明五气篇》曰"脾为涎"，指出其病位在脾。

《灵枢·经脉》中记载"手少阴之别……循经入于心中，系舌本"，"若心火上炎，则口舌生疮、流涎"。

《难经·三十四难》中记载"肾液为唾"，涎唾同源，只是稠稀不同。

《杂病源流犀烛·诸汗源流》中记载"唾为肾液，而肾为胃关，故肾家之唾为病，多出于胃"，指出其与心、胃、肾诸脏有关。

总之，小儿流涎病位在脾，与心、胃、肾密切相关。若上述脏腑功能正常，则涎能起到润滑口腔的功能；若脾胃心肾功能失调，则发为流涎。

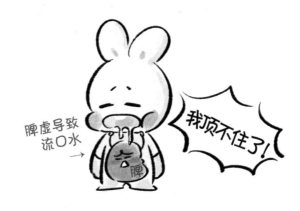

脾虚导致流口水 →

我顶不住了！

其实还有两个原因也需要妈妈们重视：

1. 母乳喂养时间过长。有些母亲错误地认为母乳喂养的时间越长越好，甚至在断奶以后再添加辅食。这种做法不利于小儿脾胃的正常发育，中医认为，涎为脾之液，脾胃虚弱，失于调摄，故而流涎，且常伴有消化不良。

2.腮腺机械性损伤。有些孩子的父母和亲友出于喜爱，经常捏压孩子的面颊部，这种做法容易造成腮腺的机械性损伤，导致唾液的分泌量大大超过正常小儿，从而出现流涎。

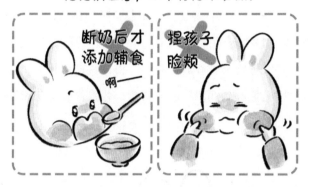

以下是本文重点。

我相信，此时很多人心里会说：有什么简单的办法治好这个毛病？方法如下：

将吴茱萸 12g、胆南星 4g 共研细末，混合均匀，用陈醋或黄酒调为糊状，制成同硬币大小与厚度的药饼，敷于双侧涌泉穴上，上盖一塑料膜（等大），用纱布包之，胶布固定。每 24 小时换药 1 次。（药方仅供参考，请读者在专业医师指导下辨证用药。）

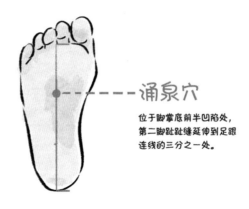

涌泉穴

位于脚掌底前半凹陷处，
第二脚趾趾缝延伸到足跟
连线的三分之一处。

一般 2 ~ 3 次症状减轻，3 ~ 4 次可治愈，无毒副作用，安全可靠。我用这个方法治好了很多小朋友！

吴茱萸性味辛、苦。辛散苦泄，能疏肝理气，降逆止呕，治肝胃虚寒。《本草纲目》中记载吴茱萸可治疗"喉舌口疮"。

胆南星性味苦、凉。有燥湿化痰、息风解痉之功能，生物碱、皂苷、安息香酸等有抗菌、抗炎增强免疫力的功能。用陈醋或者黄酒调糊，能增加药物有效成分的透皮吸收，敷涌泉穴通过经络达到"上病下治"的目的。

以上的方法对慢性咽炎、口疮效果也很不错！

8 岁女孩来月经？你的喂养方式出问题了

　　在接诊时，我发现性早熟的孩子越来越多。不少家长问："米医生，我女儿才 6 岁，前两天说胸口痛，乳房好像有点发育了，你能看看是性早熟吗？""米医生，我女儿一直都是班里超高超重的，去医院检查说骨密度超龄，医院说要打抑制生长素，你这里有什么办法控制吗？""米医生，我女儿才 8 岁就来例假了，还能长高吗？"你看了可能会觉得很夸张，是的，就是这么夸张。

　　以前 8 岁的时候我们还在玩过家家，给芭比娃娃换衣服，而现在孩子 8 岁不到就已经长成大人模样，连说话的语气也和大人没啥区别，为什么现在的孩子发育这么快？

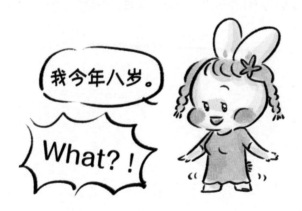

复旦大学的研究人员曾对上海市110名性早熟儿童做过调查，研究结果表明，除了器质性病变，以及遗传、肥胖、光照等因素外，引起性早熟最重要的原因是：饮食！

中医认为，我们应该"食饮有节"，吃东西要顺应天时，吃应季的食物，比如春天吃嫩芽绿叶少吃肉，因为春天是生发的季节，不是杀戮的季节；夏天，人体阳气都跑到体表了，我们应该吃些温性的东西保护脾胃，而不是冰棍冻酸奶；秋天易燥，应该吃些滋阴润燥的水果而不是羊肉这些发物燥物；冬天吃植物的果实，比如坚果以及萝卜土豆之类的根茎，而不是反季食品。

仔细询问了这个8岁来月经的小女孩父母，才知道原因可能就是她爱吃草莓！爸爸妈妈认为爱吃水果是好事，去年冬天每天给她买几斤草莓，结果没想到性早熟了。冬天应该是闭藏的时候，吃一些地里藏着的东西才对。而草莓，它正常是春末夏初生长的，如果冬天吃反季草莓，不论是否用了膨大剂，身体都会接收到一个错误的信号：春末夏初的水果出现了，到了生发的季节了，可以开始发育了。

这就是我不提倡给孩子吃反季食物、冬天吃热带水果的原因。偶尔吃几个没事，但如果一整个冬天都在吃，妥妥地影响发育。

而早熟的动物，体内含有大量的雌激素。很多养殖户会给饲养的动物喂食含有性激素的人工饲料，这些激素的运用，对儿童的伤害可想而知。

其实我们摄取的不仅是蛋白质、淀粉、葡萄糖……而是超出了物质的东西。

我们吃菜，吃的不光是维生素，还有这棵菜晒过的每一缕阳光，淋过的每一场雨，被蝴蝶亲吻过的每一个痕迹，吃的是这棵菜全部的精华。所以你说吃大棚里种出来的蔬菜水果和自然孕育的蔬菜水果能一样吗？

再比方说笋，春笋和冬笋，如果你用显微镜去看，细胞分子肯定是一样的。但冬笋是冬天产的，它有闭藏之气，可以滋肾阴；春笋，是把一个冬天的阳气孕育在体内，然后在春天冒出尖来的，它有生发之气，是入肝的。这两样东西能一样吗？

当然，除了饮食会影响性早熟，家庭环境也有一定影响。

流行病学研究调查显示：家庭生活环境不良，家庭变故或父母感情不和，童年生活在严厉、缺少关爱的或单亲的环境下，可增加儿童心理应激，而这种应激也参与了青春期发育调节，使青春期提前来到。

另有个小患者也是8岁，品学兼优，还是班里的班干部。这么小的年纪应该是天真烂漫的年纪，而她却经常愁眉苦脸，哀愁地感叹世事无常，"我太难了"常从她嘴里说出来，活脱脱一副大人模样。她的父母、爷爷奶奶、外公外婆都是高级知识分子，家里气氛相当学术、严谨，容不得半点玩笑。妈妈自生完孩子后就晚上睡不着，浅睡眠、易醒、早醒、易焦虑，所以孩子也从小跟着紧张，还患有轻度焦虑症。重视学习，作业一定要做完才能睡觉，学习成绩一定不能落下，造成孩子睡眠不足。他们说是科学喂养，吃饭从来不是说孩子饿了就给吃，而是一定要等到规定的时间才能开饭。等孩子饿劲过了，却又强行让她吃饭。这到底是科学喂养，还是牢狱喂养？

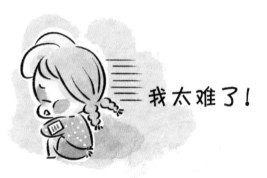

中医认为，性早熟的病机为"肾阴虚，相火旺盛"，肾阴不足、肝气郁结、冲任失调和脾虚痰凝等，都会触发天癸早至，导致性早熟。而有肝气郁结症状的病人越来越多，且越来越低龄化。

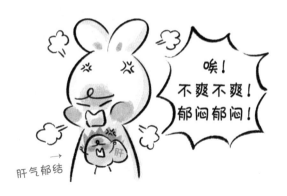

肝气郁结

小儿"肝常有余"，家庭氛围紧张一些，学校压力大一些都会导致小儿肝气郁结，郁而化火；又因肝肾同源，肾主闭藏，肝主疏泄，若肾阴不足，水不涵木，则易出现肝失疏泄之证。灼津为液，下注则为白带，上结于乳则为痰核。引动相火致血海浮动，天癸早至。又因肝经循阴部抵少腹，布两胁，肝疏调气机的功能是否正常对乳房发育也有很大的影响。

所有孩子的病，大都跟父母有关，过度宠爱、盲目"科学喂养"、不和谐的家庭关系都会给孩子造成身体或心灵的巨大影响。所以，健康的孩子不是靠医生给，而是靠家长的"用心"。

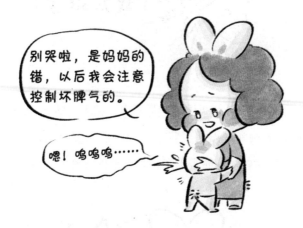

吃饭肚子痛、肋骨痛是啥情况

　　为什么我会想到说这个话题？因为接诊时遇到两个小患者，我发现他们的问题多少都与父母的情绪有关。

　　先说第一个孩子。这个孩子6岁左右，很聪明，就是长得特别瘦小，看着像5岁的孩子，身高体重都不达标。他的妈妈带他来看诊，主要有两个原因：一个是孩子经常会腹痛，特别是早上吃早饭的时候；另外一个是孩子平时厌食，不喜欢吃饭。治疗目标就是希望他能长胖一些，长壮实一些。

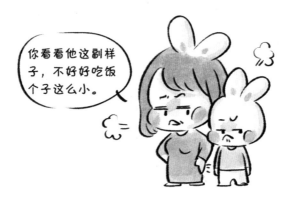

　　其实孩子的这种莫名腹痛，有可能是肠易激综合征，而小儿厌食对中医来说，真的不是什么复杂的病，基本吃上2～3次中药，一定

会有所改善的。七帖药后，在第二次复诊时孩子的腹痛明显好转，而这个妈妈却比初诊时更焦虑了，她传递给我的信息是：一方面，她非常迫切地希望孩子能快点胖起来，吃饭香，但另一方面，她不想继续给孩子吃中药了，孩子怕药苦，问我能不能用泡脚方来代替。我只能一遍一遍跟她解释，很少有孩子会像成年人一样乖乖把药喝掉，在这个过程中，一方面我们可以把中药做成小膏方，味道甜一点给孩子吃，另一方面父母还是要跟孩子做一点思想工作的，比如告诉孩子，为什么我们要吃中药。还有就是，如果家长希望快速见效，真的只有遵医嘱一步一步去做，治病是没有捷径的。这个妈妈当时表现得非常焦虑和烦躁，就在我劝说她的整个过程中，孩子就一直坐在我对面的椅子上，一边踢妈妈的凳子，一边埋怨地看着她。焦虑是会传染的，母子连心啊，孩子是最能感受到妈妈焦虑情绪的。

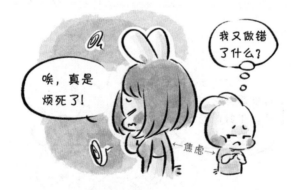

我诊治过很多孩子，往往妈妈的配合度越高，孩子的接受度也就越高，喝药的积极性也就越高，最后治疗的效果当然也会更快。相反，如果妈妈老是在那里反复纠结、焦虑、犹豫不定，那孩子当然是更不知所措了。孩子虽然不懂得如何表达，但所有的一切都看在眼里，孩子也会随着父母的态度，陷入纠结、怀疑、焦虑之中。家长的情绪和焦虑，是会左右孩子对任何药物和治疗的接受度的，所以这个孩子的厌食仅仅是单纯的脾虚厌食吗？当然不是。孩子的厌食一定有情绪的原因在里面。这个情绪谁带给他的？我不能说全部来自父母，但至少有一半是来自父母。

再说第二个小患者，这个小患者已经上初中了，他的问题是什么？每当他向我阐述一个自己的症状时都会被他妈妈打断、否定。他的妈妈都会说："不是的医生，你不要听他的，他上次明明是……"然后再把他指责一通，你怎么连这个都搞不清。就在短短的 20 分钟看诊时间里，他的妈妈一直在否定他、指责他、打压他。

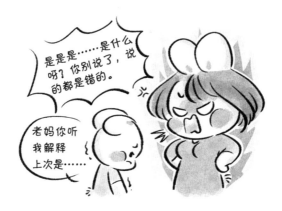

可以想象，这个孩子过去 14 年里一定很想得到妈妈的鼓励、表扬，但这些都得不到。在这种苛责、批评的环境下成长起来，这个孩子完全没有自信，虽然他外表看上去高高大大，但我每次问他问题时，他都把头埋得很低。除了鼻炎，还有青春期的生长痛，他一直肋骨两侧胀痛、腹痛，这个高知妈妈的原话是："我带着孩子看了很多名中医名西医，这个孩子实在太让人不省心了（又是埋怨）。"其实当时我很想对这个妈妈说一句话:"如果你不改变对孩子的态度,那这个孩子吃再多的药、看再多的名医,也无济于事。"为什么?因为他肋骨两侧胀痛、腹痛就是典型的肝气郁滞、肝气不疏的表现。

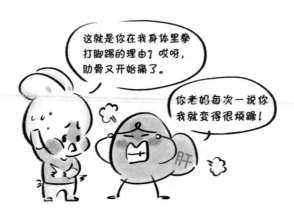

为什么他会肝气不疏?因为他有一个一直苛责他、否定他的母亲,他的身心一直都在受煎熬,肝气一直得不到调畅,他刚刚想表达一点点自己的想法,然后马上就被妈妈否定、质疑、指责。

前面提到过明朝思想家吕坤主张的"七不责",苛责不仅仅会导致孩子自卑、紧张,更会导致厌食、抽动症、肠易激、抑郁等疾病。

试问,为什么一定要用骂来教育孩子?如果骂有用,世间就不会有那么多失落的父母了。

请问,有几个孩子是被父母骂成才的?事实上,我见过太多被父母骂出病的孩子。

我见过因为父母过于严格的要求,孩子压力过大后,出现强迫症,把自己准考证核对上千遍的孩子;我也见过驱动型父母,在孩子已经得了抑郁症时,他们仍认为孩子在装病,变本加厉指责他应该坚强。父母的苛责、焦虑对孩子的影响远远超过我们想象。

再读一遍吧：

在批评中长大的孩子，喜欢责难他人。

在诚实中长大的孩子，勇于奋斗。

在嘲笑中长大的孩子，个性羞怯。

在羞辱中长大的孩子，充满了罪恶感。

在宽容中长大的孩子，懂得容忍。

在鼓励中长大的孩子，深具自信。

在称赞中长大的孩子，懂得感谢。

在公正中长大的孩子，极富正义。

在接纳和包容中长大的孩子，不但爱人，也爱世界。

请不要忘了，是孩子的降临让我们变成了父亲和母亲，是孩子给予我们成为父母的机会。所谓育儿，不过是大孩子和小孩子一起学习、一起成长的旅程。你传递给孩子什么样的情绪和品性，你就会收获一个什么样的孩子。孩子的问题，究其根本是在父母身上。

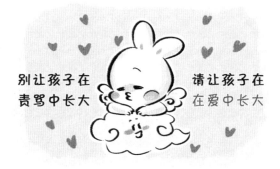

别让孩子在责骂中长大　　请让孩子在在爱中长大

孩子久咳不愈、挤眉弄眼，是什么原因

如今，过敏性鼻炎已经是小儿常见病了，我见过最小的过敏性鼻炎患儿只有 5 个月大。小儿过敏性鼻炎已如此高发、低龄化，但不得不感慨一下，很多爸妈对鼻炎的了解，近乎是一张白纸。

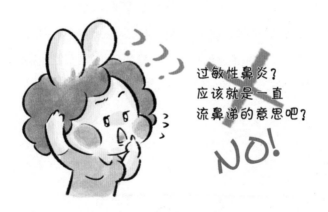

过敏性鼻炎？
应该就是一直
流鼻涕的意思吧？

NO!

接诊时，每当我指出孩子有过敏性鼻炎时，大多数爸妈的第一反应是"质疑"。

怎么可能？米医生，我家孩子有鼻炎？这不可能的，他不流鼻涕啊！

什么？米医生，我家孩子总流鼻血，黑眼圈也是过敏性鼻炎导致的？

天啊，米医生，我家孩子多动，喜欢揉鼻子，睡觉不踏实，也跟鼻炎有关啊?

是的。清嗓子、打喷嚏、张嘴呼吸、咳嗽、睡觉不踏实、黑眼圈、揉眼睛、打呼噜、口臭、注意力不集中、厌食、变丑……这些都与过敏性鼻炎有关。

第一条:清嗓子。大部分患鼻炎的孩子会在两个固定时间点清嗓子和咳嗽:一个是早上起床,还有一个是晚上躺下睡觉时。这是由于患鼻炎后,会产生很多鼻涕分泌物,鼻子里纤毛的摆动是朝鼻腔后面的,所以很多小儿鼻涕会在改变体位时,倒流咽喉部,甚至反流入声门或气道。那当少量鼻涕分泌物倒流至咽喉部,咽喉不舒服怎么办?于是,很多孩子就会清嗓子还有咳嗽。画重点:只有在鼻涕很多时,才会直接从鼻孔前面流出来,可偏偏,很多家长认为只有长期流鼻涕,才叫鼻炎(大错特错)。

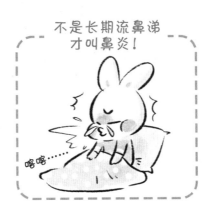

过敏性鼻炎非典型症状第二条:咳嗽。门诊上,99% 的爸妈都是因为孩子久咳不愈,为了治咳嗽来看病。结果发现,自己孩子竟然有过敏性鼻炎。绝大多数孩子的慢性咳嗽(2 个月以上的咳嗽)都与过敏性鼻炎有关。这种咳嗽，往往是在孩子体位发生变化，比如早上起床，或晚上躺下时，会加重（因为姿势改变，导致鼻涕更容易流向咽喉部位）。这种咳嗽，你吃再多止咳糖浆、生梨炖川贝、消炎药都没有用，因为病根是过敏性鼻炎，只有把过敏性鼻炎控制住，孩子的咳嗽才能减缓。真的，请别再把孩子的过敏性鼻炎当咳嗽治疗了！因为这种咳嗽是鼻涕倒流到咽喉或气管引起的！

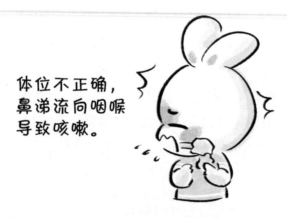

体位不正确，
鼻涕流向咽喉
导致咳嗽。

过敏性鼻炎非典型症状第三、第四条：揉鼻子，流鼻血。很多孩子流鼻血不是因为上火，而是因为得了过敏性鼻炎。得了鼻炎的孩子常会有鼻痒的表现，孩子会因为鼻痒而使劲揉鼻子、抠鼻子，这就容易导致鼻腔毛细血管破裂出血。

除此之外，还有黑眼圈、揉眼睛。很多妈妈来问我："米医生，我家孩子没熬夜，怎么总是黑眼圈？是不是肾虚？"

不好意思，这个责任与肾无关。因为黑眼圈是过敏性鼻炎的典型症状。鼻塞会导致鼻黏膜水肿，这就会导致血液循环不良，静脉血液回堵在眼眶周围，于是眼眶下面呈现出灰蓝色环形暗影，这就形成我们看到的黑眼圈了。再加上鼻泪管上下相通，得了鼻炎的孩子通常也有过敏性结膜炎，很多孩子会不由自主地揉眼睛、揉鼻子、抿嘴巴。很多家长看到这些怪动作，会打孩子、训孩子，可是越打越骂，孩子就越紧张，怪动作也会越来越多。从我治疗的病例来看，只要把孩子过敏性鼻炎控制住了，这些怪动作就会减少。

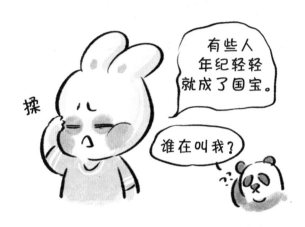

　　过敏性鼻炎非典型症状第五条：睡觉不踏实。睡觉不踏实除了积食的原因，很大程度跟鼻炎有关。鼻塞、鼻子堵、呼吸不顺畅，肯定会影响入睡。还有孩子吃饭磨蹭或厌食，也与他们长期鼻塞，闻不到饭菜香味有关系。还有注意力不集中，因为鼻塞，脑部长期供氧不足，孩子怎么会好好上课呢？还有口臭，很多时候口臭不仅仅是积食导致的，患鼻炎的孩子长期用嘴呼吸，导致他们口干舌燥，嘴巴里热烘烘的，时间久了就会引起口臭。

　　过敏性鼻炎再发展到后面，就是腺样体肥大了。腺样体肥大会阻碍呼吸道的顺畅呼吸，当孩子张口呼吸时，气流通过咽腔震动了悬雍垂和软腭，于是睡觉开始打呼噜了。到这个程度，多半西医就会建议做全麻手术了。

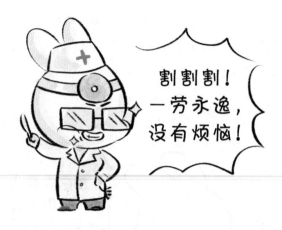

要不要手术？以下个人意见供参考。

第一，腺样体在孩子长到 12 岁的时候会自然萎缩，如果病情不严重，建议谨慎动刀。

第二，因为是过敏性鼻炎导致腺样体肥大，过敏性鼻炎是因，腺样体肥大是果，如果鼻炎控制不好，光去割腺样体有什么用？

总而言之，我觉得人身上没有什么东西是可以随随便便割掉的，更何况还是个小孩子？和开刀相比，中医控制鼻炎的方法有很多，而且简便安全。

最后，我想说的就是：各位爸爸妈妈，千万不要让孩子的鼻炎发展到要做腺样体手术了，再自责怎么早没发现。

以上说的几个过敏性鼻炎非典型症状，可以帮助家长早早识别出孩子的过敏性鼻炎。越早发现过敏性鼻炎，越早控制住病情也就等于越早远离全麻腺样体手术。

希望以上的话能帮到身边的所有家长，也希望我们的孩子都能远离全麻腺样体手术。

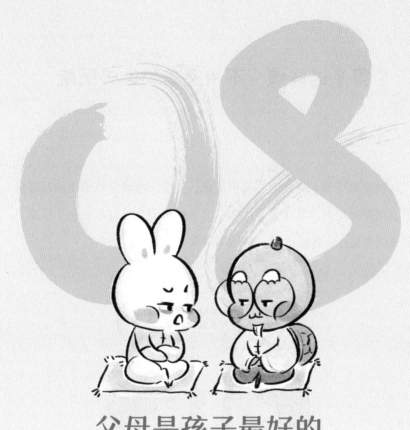

父母是孩子最好的
医生

得了这些病，不用急着带娃去医院

很多新手家长带娃时总是很焦虑，宝宝一有风吹草动就急着带孩子去医院做检查，其实宝宝的很多常见病都会自己好起来的，只要不是特别严重在家就能自愈，不用去医院。

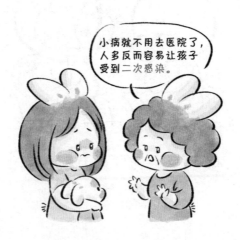

1. 普通感冒：一周左右自愈

感冒主要分病毒性感冒和细菌性感冒。如果是病毒性感冒，父母千万别过度担心，做好以下这些日常护理，避免并发症，就能很快恢复。

感冒早期症状：打喷嚏、流清涕。

护理方法：

藿香正气水泡脚，喝葱白水，用电吹风吹大椎穴。

以上三种方法可以任选其一，将感冒扼杀在摇篮里。

感冒中期症状：鼻塞、喉咙痛、流浓鼻涕。

护理方法：

用盐水洗鼻子，让宝宝保持鼻腔通畅。

减少睡卧不安的情况。

饮食保持清淡，煎炸食物、红烧肉、糖、水果、零食等尽量少吃一点。

感冒后期症状：咳嗽、食欲不振、精神萎靡。

护理方法：

白萝卜梨水可缓解感冒后咳嗽的不适。

固本培元膏、玉屏风散，可固护卫气，善后。

2.疱疹性咽峡炎：一周左右自愈

疱疹性咽峡炎常被用来和手足口病比较，这也导致很多孩子一出现疱疹，家长就开始慌张，担心宝宝会进一步发展成脑炎、心肌炎等。其实这两者还是有区别的，比如疱疹性咽峡炎只在咽颊部位出现疱疹；手足口病除了在口腔出现疱疹，手部、足部、臀部等地方都会出现，所以家长一定要及时分辨，不要把小事变大事。

同样，疱疹性咽峡炎症状和感冒很像，容易引起发烧，体温可能超过 39 ℃，如果超过三天高烧不退或者情况加重就需要及时就诊。最关键的是宝宝喉咙会很痛，不喜欢吞咽东西，容易吃了吐，所以这个病的护理除了少让宝宝去人多拥挤的地方、保持环境干净卫生以外，还有一个重点就在于吃饭。由于宝宝咽部不适，所以尽量避免进食会产生碎渣的食物，比如坚果、饼干，以及纤维素多嚼起来有渣的蔬菜，多吃些温软湿润的食物，比如蔬菜汤、肉汤、小馄饨、糊糊面等，发热时可以煮点小白菜豆腐汤、炒薏苡仁绿豆汤等代茶。

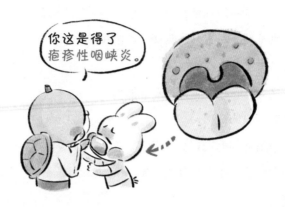

3. 手足口病：一周左右自愈。

手足口病主要由人的肠道病毒引起，是疱疹性咽峡炎的近亲，也是现在儿童的常见传染病。轻度的手足口病绝大多数也会在一周左右自愈的，但如果孩子有以下表现，可能短时间内病情会急速发展，家长一定要提防：

持续高热超过三天；

神经系统异常，比如出现呕吐、肢体抖动等情况；

呼吸和心率增快、四肢发凉等。

这时候别再傻傻等着孩子自愈了，一定要及时就医。

护理重点：

如果疱疹出现在口腔，那么其日常护理和咽峡炎一样，注意好好洗手，保持个人卫生，也可以选择接种疫苗，避免与其他宝宝接触以防交叉感染。但是宝宝的身体娇嫩，如果身上出现疱疹，请勿自行用药，一定要询问医生意见。

4. 轮状病毒胃肠炎：3 ~ 10 天自愈。

轮状病毒胃肠炎，几乎 5 岁以下的宝宝都会至少经历过一次的病毒感染，其最典型的症状是一天腹泻多次，大便呈水样或蛋黄样，可能还会伴有呕吐和发烧。很多家长一看宝宝拉得这么厉害就赶紧止泻，但其实追求快速止泻就错了。从中医角度看，拉也是排邪的一种方式，如果不把邪气拉干净，一个劲地止泻的话反而更容易把毒邪留在体内，病不容易好。

护理重点：

这个病的护理关键在于不要一拉就止泻，注意补水、补盐，饮食清淡，减少脾胃负担。多吃点大米、面条、面包、蛋等。

少吃像山楂、火龙果、猕猴桃、芹菜等促消化促排便的食物。

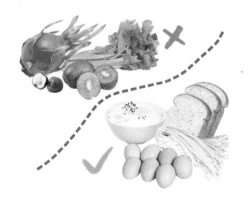

还有，如果孩子感染了诺如病毒，也不用急着去医院，一般 2 ~ 3 天就可自愈。

诺如病毒是消化道病毒的一种，高发于冬季。主要症状是呕吐，可能还伴有腹泻，症状和感染轮状病毒很像。

护理重点：

在于脾胃调理，肥甘厚味绝对禁止，煎炸炒、辛辣之品也不能碰。主要是多休息，多补水，饮食尽量选择大米、面食或者小米粥等。

以上都属于自限性疾病，具有自我缓解的特点，一般不用治疗。但只要碰到以下症状必须尽快就医：

◆ 月龄在 6 个月以下宝宝，有发烧症状。

◆ 6 个月 ~ 2 岁的宝宝，发烧超过 24 小时。

◆ 发烧超过 3 天。

◆ 发烧超过 40℃。

◆ 2 个月以下宝宝，有咳嗽症状。

◆ 精神萎靡。

◆ 哭闹不止。

◆ 抓耳朵（耳朵疼）。

◆ 呼吸频次增加。

◆ 其他任何你觉得不安的情况。

当然，最重要的不是得了病之后如何护理，而是如何预防才能不得病，比起治病，预防更重要。

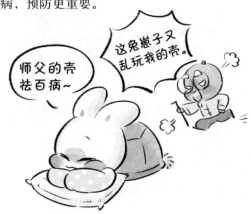

那我们该如何预防呢?

1. 勤洗手。

2. 出门戴口罩。

3. 勤通风。

4. 分餐制。

5. 注意隔离。一人感冒,全家隔离。

6. 健康饮食。少吃肥甘厚味,少吃零食,少喝饮料。患鼻炎的孩子千万别吃冰激凌。

7. 反馈式喂养。宝宝吃不下就不吃,不要强迫他吃。一对一喂养,不要一家人围着喂。

8. 避免滥用抗生素、消炎药。

9. 天气忽冷忽热时,一定要注意及时增减衣物!

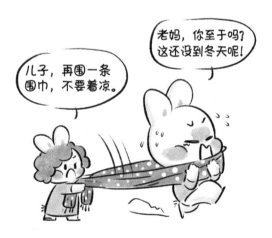

学会看舌相，能解决困扰你的很多问题

家长们经常会有疑问，比如：我家孩子吃得特别多，但就是不长肉，为什么？我家孩子睡觉出汗多，要紧吗？我家孩子拉羊屎便便，喜欢哭闹，撅屁股睡，为什么？是不是脾虚？怎么办？想回答这些问题，要先学会看孩子的小舌头。

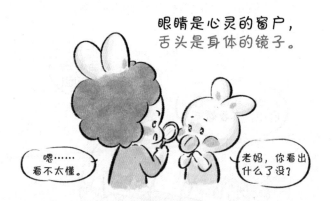

为什么要学会看舌头？因为孩子的身体状况，通过看舌头是最容易看清楚的。当然，准确地来说是要四诊合参，但学会看舌头真的是一条捷径，舌诊是最容易入门的，也是最容易让妈妈把握孩子体质的。临床上最常见的小儿舌相有六种，可以对照成人舌相来学习掌握。我们先来看一个健康的舌相是怎样的。

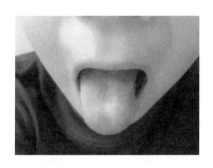

上图这个舌头的舌体大小正好，颜色有点粉红，舌头上面的白色的舌苔也是薄薄的。这基本上算一个比较健康的舌相了。接下来每一个舌相，我都会拿这个正常的做比较，以加深大家的记忆。

一、阴虚体质舌头

下图的这个舌头，就是一个典型的阴虚火旺、血热的舌头。我们可以发现，这个舌头，舌体又小，又红，又尖。

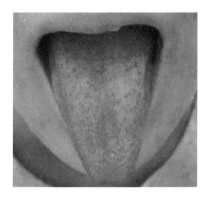

这个孩子有非常严重的湿疹，像这种阴虚火旺、血热的孩子，再加上脾虚湿重，不忌口冷饮、海鲜，他就会得湿疹。孩子的妈妈怀孕

时吃得比较重口味辛辣。

二、阳虚舌

我们都知道孩子是少阳之体，阳虚的孩子是很少见的，可事实上，现在阳虚的孩子还真不少。下图这个就是阳虚舌头。

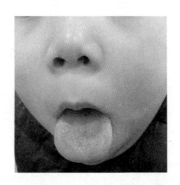

这个舌头非常虚寒，而且发白，看上去没有血色，其实都和这个孩子之前大量使用抗生素，长期喜欢吃冷的东西有关。孩子来自苏州，患有过敏性鼻炎，还有腺样体肥大，他的两个大门牙就是最好的证明。

三、积食舌

下图的舌头就是积食舌相，舌头上像铺了一层白花花的糖霜一样，而且泛黄，这类孩子早上起床时，往往有口臭，大便还特别酸臭。这个小朋友如果再发展下去，一定会因积食而发烧的，这时候一定要清淡饮食，消积食。

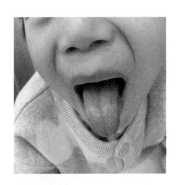

四、脾阴虚地图舌

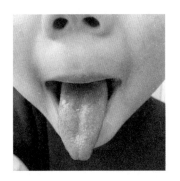

上图的舌头，就是脾阴虚地图舌，舌面上会出现舌苔剥落面，而且舌头的颜色偏红（脾阴虚也是阴虚的一种）。很多小朋友都会出现地图舌。从西医的角度来看这些孩子有点缺锌，脾阴不足的孩子往往喜欢吃零食，还会磨牙，这就是因为脾阴不足后，脾有积热，虚火上炎。对于这种情况，平时可以给孩子用中药天冬、麦冬、石斛煮水喝。

五、寒湿舌

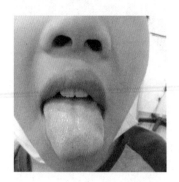

上图的舌头就是寒湿舌，舌头的颜色偏淡，舌苔偏白腻，这个孩子平时总喜欢对着空调吹，还喜欢吃很多水果、冰酸奶。寒湿的孩子往往更容易患哮喘、过敏性鼻炎，上呼吸道也更容易感染。

六、肝郁脾虚舌

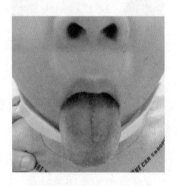

上图的这个舌头，明显偏暗紫。这个孩子脾虚完全是因为情志不畅、肝气不疏导致。他来自海宁，既有一个强势的妈妈，还有一个焦虑的外婆，这个孩子每天活在紧张、压抑的家庭环境里，长此以往肝郁脾滞，木不疏土，所以这个孩子根本没胃口吃饭，也不喜欢待在家里，身形也偏瘦。

七、气虚血瘀舌

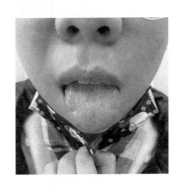

上图的舌头上有明显的红点，这就是瘀斑、瘀点，而且舌头有明显的气虚，舌体偏大，就像一个泄了气的气球。血是要靠气来推动的，当气不足，无法推动血液行走，慢慢就会形成瘀血。

阴虚的孩子，需要滋阴。

阳虚的孩子，需要养阳。

积食的孩子，需要消积。

肝郁脾虚的孩子，需要疏肝健脾。

寒湿的孩子，需要温阳健脾。

气虚血瘀的孩子，需要益气活血化瘀。

除了这些治疗，我们还可以发现这些孩子的体质偏向往往与家庭环境有关。

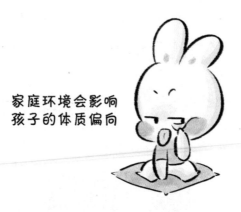

家庭环境会影响
孩子的体质偏向

　　肝郁脾虚舌相的孩子背后往往有一个严厉焦虑的家庭；积食舌相的孩子背后往往有一个喜欢给孩子塞东西吃的家庭；寒湿舌相的孩子背后往往有一个崇尚西方养育理念的家庭。父母的喂养教育方式，甚至情绪，通通都会反映在孩子身上。孩子问题的"解药"往往不在医生手里，而是在父母手里，父母才是孩子最好的医生。

　　有什么样的土壤就会开出什么样的花朵。

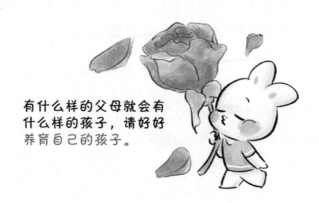

有什么样的父母就会有
什么样的孩子，请好好
养育自己的孩子。

孩子开学后总是生病怎么办

每到寒暑假结束的时候，小孩子太久没去上学，除了认不出老师，心理上可能也会有一点落差感；特别是夏秋换季的时候，早晚温差大，是伤风感冒、咳嗽、腹泻等常见病多发的季节。在这跟各位家长聊聊，如何在开学入园、返校之际，预防孩子感冒、咳嗽？如何减少孩子生病的概率？

很多家长都会被一个问题困扰：孩子在放假的时候什么病痛都没有，活蹦乱跳，一开学，一会儿说肚子疼，一会儿伤风感冒发烧，一会儿又拉肚子了，三天两头就要给孩子请假，孩子为什么一上学就这么容易生病呢？

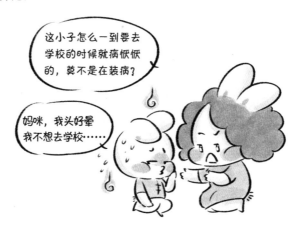

首先，季节变换时孩子更容易生病。秋季学期开学时，正是季节交换的时候，秋燥让人觉得各种燥热，喉咙干、眼睛干、鼻子干、嘴唇干、大便干、头发干枯……大人都觉得不舒服，更何况是抵抗力差的孩子，很容易一不小心就伤风感冒咳嗽的。

其次，孩子所处的环境发生了改变。放假时，孩子在家里被几个大人精心照料；开学后，迅速转变为集体生活，饮食、作息等变化较大。假期里在家舒舒服服，想躺想坐想玩随心所欲，可是学校里一去就得坐上七八个小时，还要遵守纪律，想想就让孩子恐惧，短期无法适应的孩子就变得爱生病。还有在学校、幼儿园里面，孩子们在一起玩，很容易传染，有一个孩子感冒生病了，其他孩子也可能跟着中招。

再次，孩子情志不畅也容易生病。很多幼儿园、小学低年级的孩子已经在家待了很长一段时间，对家人开始产生依赖心理，不愿意和家人分开，不愿意独自去上学。思则气结，孩子情绪低落、闷闷不乐就会气结，然后影响脾胃运化，导致食欲不振、无缘无故发脾气、精神疲劳、注意力不集中，进而生病。这种情绪障碍也被称为"开学恐惧症"。

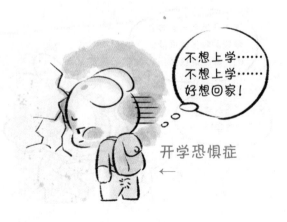

不想上学……
不想上学……
好想回家！

开学恐惧症 ←

成年人在长假之后上班都需要一个适应期，更何况是放了更长假期的孩子。在开学后的前两周内，特别是第二周的时候，由于各种原因得感冒的孩子会很多。原先有哮喘的孩子，哮喘很可能会复发，另外，肠胃在这两周内也容易紊乱。

当然无论是外部环境因素还是心理因素，孩子是否生病关键看自身抵抗力。"正气存内，邪不可干"，孩子体内正气充足的话就不怕外邪干扰生病。作为家长，在开学之前怎么做才能让孩子开学以后少生病呢？

1. 提前调整孩子的作息。

假期的最后几天，家长需要调整孩子的作息时间，晚上 9 点一定要睡觉，这样早上才能起得来，不然孩子早上去上学会带着消极情绪。放假在家作息不规律，没有午睡的习惯，开学以后孩子去幼儿园会不愿意午睡，会哭闹。家长要帮助孩子提前调整，以适应开学以后的作息时间。

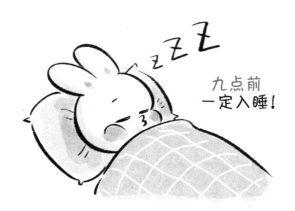

2. 适当减轻孩子的压力。

有"开学恐惧症"的孩子，家长要多跟他们交流，他们不愿意上学的时候，不要急着发火，可以试着和他们聊聊天，耐心疏导他们的情绪，呵护好情志。

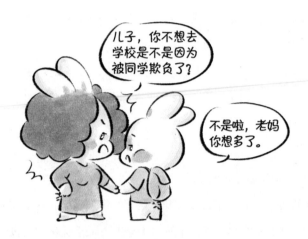

3. 健脾益气，增强抵抗力。

秋季燥邪最容易伤肺气，孩子又肺常不足，会出现口干、咽干、便秘、咳嗽等，可以给孩子吃些清燥润肺的食物，像银耳、梨、百合、藕等。

在学校里吃饭，几个孩子围在一桌吃，很容易吃多，导致积食。所以在开学前孩子消化状态好的时候，可以适当吃些健脾的食物，如山药、茯苓，提前帮助孩子强健脾胃。

这几天，爸妈可以在家给孩子做下面三款简单的食疗汤。

百合冬瓜汤

材料：冬瓜 500g，百合 100g。（3～4 人份，全家可以一起吃。）

做法：冬瓜洗净切小块，百合洗净备用；先加水将冬瓜煮至八分熟后，把百合加入锅里，大火煮沸后转小火煮 30 分钟即可。

功效：润燥滋阴。建议一周一次。

山楂排骨汤

材料：排骨 0.5kg，干山楂 30g（或新鲜山楂 5～6 个），冰糖 50g，葱、姜、蒜适量。（2～3 人份）

做法：干山楂需要提前 1 小时浸泡开，排骨焯水备用；锅内倒油加入排骨、葱姜蒜翻炒；随后放入山楂，加适量水煮沸之后，转文火煮 30 分钟。

功效：消食健胃、行气。

陈皮饮

材料：陈皮 5g，莲子 10g，白果 10g，白砂糖适量（1 人份）

做法：将所有材料一同放入锅中；加入 1 升清水用大火煮开，改用小火熬 30 分钟后，滤渣喝汤。

功效：陈皮能温胃散寒，理气健脾。

以上三种食疗汤适合食欲不振的孩子。

开学前，为了孩子不生病，可以让孩子喝点食疗汤。家长们要努力让孩子吃好、喝好、睡好，健健康康迎接新学期！

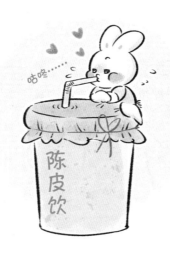

腹泻、呕吐怎么治

　　突然呕吐、腹泻，肯定是急性胃肠炎，在秋冬季主要是感染了病毒，比如轮状病毒、腺病毒、诺如病毒等等。西医的处理方法一般就是预防脱水，还有口服补液盐。中医治这个病，我们不管是病毒还是细菌，不管它姓轮状，还是诺如，主要看症状。

　　主要的症状：发热、呕吐、腹泻。

　　发热：说明有外感和正邪之争。

　　呕吐：往上排。

　　腹泻：往下排。

　　呕吐和腹泻都是身体自动的排邪反应。

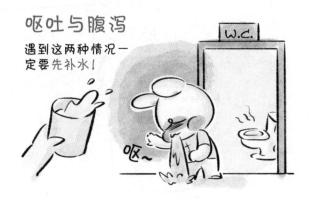

遇见呕吐和腹泻，不要立刻去止泻，让它排干净，与此同时，记住千万要注意补水。

中医一般认为腹泻分为湿热泻和寒湿泻。一般湿热居多。湿热的，一般吐出来的东西酸味重、很臭、质地发黏，粪便蛋花样，肛门灼热，小便黄，孩子舌头偏黄腻。像这一类型的，可以用葛根芩连汤。

药方：葛根6g，黄芩3g，黄连1g，藿香6g，陈皮6g，枳实6g，炙甘草3g，茯苓9g，厚朴3g，焦三仙6g。（药方仅供参考，请读者在专业医师指导下辨证用药。）

寒湿泻，吐出来和拉出来的东西水一样，很清，气味不大，舌苔淡白，可以考虑喝藿香正气口服液（藿香正气水里面含有酒精，藿香正气口服液里一般没有酒精成分）。如果孩子年龄比较小，可以用来泡脚。

为什么会聚集性出现这种发热、呕吐、腹泻？

第一，气温过山车，忽冷忽热，温差大容易外感。一些免疫力比较低、肺卫之气不足、抵御外邪能力弱的孩子就容易着凉，包括鼻塞、流鼻涕、咳嗽的孩子也会增多。

第二，临近过年的时候，很多家长溺爱孩子，很多高热量的东西喂下去，孩子脾胃消化不掉，就会造成积滞，不消化，就更容易造成

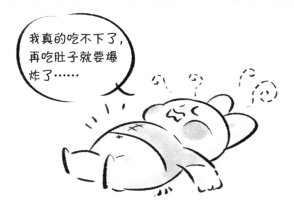

孩子脾胃之气不足，抵抗力下降。

第三，气运的变化。春冬交替之际，气温会慢慢回升，同时进入太阴湿土司天，湿带给我们身体的影响会放大，外湿引动内湿就会导致腹泻、呕吐、发热。

接下来该如何应对呢？做法如下。

第一，灵活穿衣，别冻着，也不要穿太多。

看孩子穿得够不够，不是摸手凉不凉，而要摸背部和脖子，不出汗、不冰凉为好。不要冻着孩子，但也不要把孩子裹得像个粽子，穿太多捂出汗，反而更容易着凉。

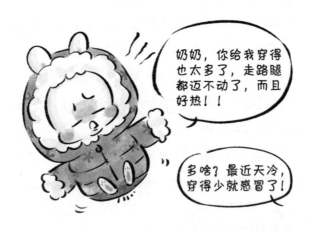

第二，也是最重要的，严防积食不消化。

真心建议各位家长：每天看一下孩子有没有积食。如何判断是否积食？很简单的，六个字：一摸二闻四看（详见 207 页）。

如果出现这些症状，马上做些健脾和胃、消食和中、开胃助运的推拿。

1. 揉中脘

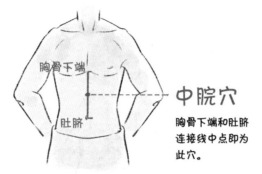

中脘穴

胸骨下端和肚脐
连接线中点即为
此穴。

2. 摩腹

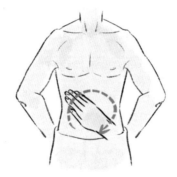

3. 按揉足三里

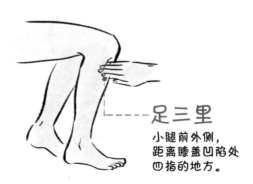

足三里

小腿前外侧，
距离膝盖凹陷处
四指的地方。

同时捏脊，可以调和脾胃，扶助正气。

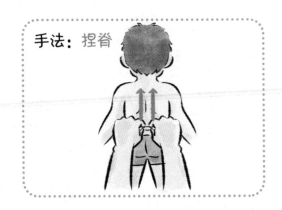

可以给孩子煮一点白萝卜粥，帮助孩子开胸顺气，健胃消食。很多孩子患有急性肠胃炎，往往与脾胃不消化有关。病情缓解后，可以适当多吃一些温润健脾祛湿容易消化的食物，比如用芡实、山药、白扁豆、莲藕、莲子煮粥，慢慢让孩子的脾胃缓过来。

第三，用"午时茶"泡脚。

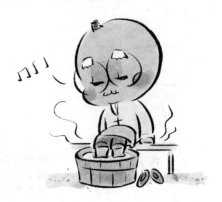

如果孩子平时容易外感风寒，再加上容易积食不消化，可以考虑睡前用"午时茶"泡泡脚，泡 10 分钟左右就够了，水温不要太高，微微出汗就好。

最后重复一遍：若要小儿安，三分饥与寒。家长千万要改掉喂养强迫症，这是预防小儿反复生病的一座大山。

让孩子在生长发育黄金季长高高、长肉肉

每到春暖花开，孩子们的"长高黄金季"就来了，不少家长会特地跑来问我："米医生，怎么让孩子长高高、长肉肉啊？贴那些帮助孩子长高的助长贴有用吗？'增高针'能打吗？"

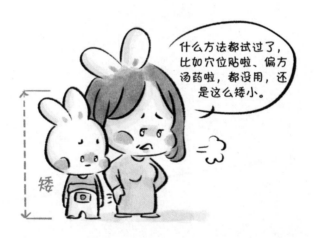

关于"增高针"，新华社曾发布的相关文章中称："市面上流行的'增高针'，其实就是生长激素。专家认为，生长激素有被滥用的苗头，可能带给使用者内分泌紊乱、股骨头滑脱、脊柱侧弯等健康风险。"

的确，近年来增高针治疗悄然兴起，我在门诊看病的时候也时不时会碰到家长咨询生长激素相关问题，仿佛打增高针只是一种普通的

辅助手段而已，但事实是这样吗？

首先什么是生长激素？生长激素是由人体脑垂体前叶分泌的一种肽类激素，由 191 个氨基酸组成，能促进骨骼、内脏和全身生长，促进蛋白质合成，影响脂肪和矿物质代谢，在人体生长发育中起着关键性作用。

简单来说，生长激素能促进骨骼、内脏和全身生长，在人体生长发育中起着关键性作用。而一般情况下在医院里注射的生长激素在氨基酸含量、序列和蛋白质结构上与人体脑垂体前叶分泌的生长激素完全一致，所以在儿科领域采用生长激素进行替代治疗，可以明显促进身高增长并改善全身器官组织的生长发育。

但打激素这种行为说到底是属于医疗范畴，而目前国内临床上用生长激素治疗疾病大多为两种情况——基因缺陷或生长激素缺乏。也就是说如果你孩子确实存在缺陷并且医生也建议打针，那生长激素确实适合。但问题是绝大部分生长不良的孩子病根都不是基因缺陷或激素缺乏，甚至可以说百分之八九十都是一些其他因素导致的生长发育迟缓。

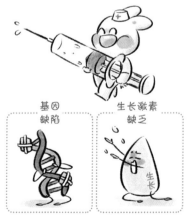

有位妈妈带小孩来就诊，孩子当时 4 岁 4 个月，身高 96 cm 左右，按照标准来讲确实是偏矮，但是这个标准只是参考，并不适用于判断孩子身高是否异常，更准确的方法应当是以生长速度来判断。

3 ～ 15 岁青少年儿童身高标准表（单位：cm）

年龄	男孩			女孩		
	矮小身高	偏矮身高	标准身高	矮小身高	偏矮身高	标准身高
3 岁	89.7	91.9	96.8	88.6	90.8	95.6
4 岁	96.7	99.1	104.1	95.8	98.1	103.1
5 岁	103.3	105.8	111.8	102.3	104.8	110.2
6 岁	109.1	111.8	117.7	108.1	110.8	116.6
7 岁	114.6	117.6	124.0	113.3	116.2	122.5
8 岁	119.9	123.1	130.0	118.5	121.6	128.5
9 岁	124.6	128.0	135.4	123.2	126.7	134.1
10 岁	128.7	132.3	140.2	128.3	132.1	140.1
11 岁	132.9	136.8	145.3	134.2	138.2	146.6
12 岁	138.1	142.5	151.9	140.2	144.1	152.3
13 岁	145.0	149.6	159.5	145.0	148.6	156.3
14 岁	152.3	156.7	165.9	147.9	151.3	158.6
15 岁	157.5	161.4	169.8	149.5	152.8	159.8

所以我又详细询问了孩子之前的生长情况。

2020 年 3 月 8 日—2021 年 1 月 20 日：孩子身高从 85 cm 长到 93 cm，增长了 8 cm。

可以看出，她这段时间的生长速度是正常的，问题只是出在去年：从 2021 年年初截至当年 8 月，孩子身高从 93 cm 到 96 cm，只长了 3 cm 左右，生长速度虽略低，但也是平均水平。可因为小孩个子偏矮，家长很着急，所以想到去打生长激素。我很理解家长的担忧，但影响身高的因素并非只有生长激素这一个。

第一点，小孩身高七分靠先天，比如上文中孩子的父母身高都在163 cm 左右，都不算高，所以按照普遍规律讲身高遗传占大头，小孩个子也不会太高。第二点，从后天促身高来讲，一般考虑两大重要因素：一个是睡眠，因为睡眠时会分泌大量生长激素，这是孩子长个的关键，所以如果发现小孩长速变慢，首先就得考虑睡眠是否充足；一个是脾胃，也就是消化功能，而小孩消化功能好不好很大程度上取决于家长的喂养方式。

因此真的别乱花钱了，孩子长高不靠补品、钙片、助长贴，更没有什么秘方，真正对孩子长高有用的是下面几件事。

第一，尽量少生病。

孩子经常生病的家长一定深有体会，只要孩子生病，保准瘦一圈。每生完一次病，就像打完一场仗，善后的工作少不了，基础又要重建，孩子身体总要调上一段时间才能恢复过来。尤其是春天的天气变化多端，早晚温差大，乍暖还寒，这时候一定注意增减衣物，不可大意。

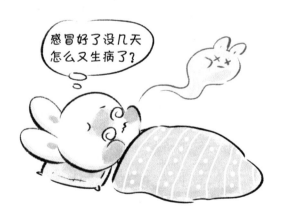

第二：睡得好。

3～5 岁的孩子每天要睡 10～13 小时。

6 ~ 13 岁的孩子每天要睡 9 ~ 11 小时。

除此之外，睡得好不仅在于时间长短，还包括睡眠质量。有些妈妈经常会跟我说，我家宝宝很爱睡，但再往细里一问，宝宝睡觉时会翻来覆去，会哭闹，还会坐起来。从西医的角度来说，孩子的生长激素只有在深度睡眠中才会大量分泌。春天里增加孩子的睡眠时间，提高孩子的睡眠质量，是长高的关键。睡眠时间长短可以通过睡眠习惯来改善，那睡眠质量呢？比如有过敏性鼻炎的孩子，鼻塞会导致孩子睡觉呼吸不畅，容易夜醒，那我们就得从控制鼻炎来改善睡眠；比如容易积食的孩子，每天在床上翻来覆去不睡的，我们就要尽量让孩子不积食，特别是睡前不要给孩子吃得太多，胃不和则卧不安。

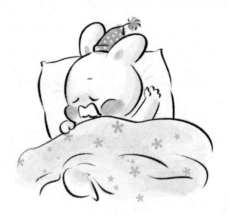

第三、第四：运动好，心情好。

如果问大家：是 6 岁前的孩子每日需要的运动量大，还是 6 岁后的孩子需要的运动量大？大家可能会说 6 岁后的孩子需要的运动量更大，但事实相反，6 岁前的孩子更需要多运动。

2019 年世界卫生组织颁布了一份《5 岁以下孩子运动、静态和睡眠指南》的文件，主要内容就是提倡 5 岁以下孩子多运动，减少坐下来看屏幕，或被限制在婴儿车和座椅上的时间来保证高质量睡眠。其中，1 ～ 2 岁孩子每天至少要有 3 小时的各种强度的身体活动时间；3 ～ 4 岁孩子每天至少有 3 小时的各种强度的身体活动时间，其中至少 60 分钟是中强度的活动。

有人肯定会觉得这个运动量也太大了吧，其实退一步来看，中国的《3 ～ 6 岁儿童学习与发展指南》里，幼儿的户外时间也是建议一般不少于 2 小时，户外体育活动不少于 1 小时。说这些是希望大家对孩子要多运动，到底运动到什么量有一个概念。

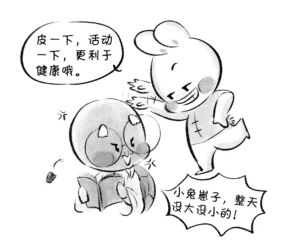

其实从中医来看，动则生阳，合理运动有助于生发阳气，对长个有很大帮助。春天孩子多运动，真的可以疏泄肝气，让孩子心情愉悦的（小儿肝常有余）。

不过我说的运动不是对抗类运动，而是指打篮球、跳绳、摸高等纵向的、跳跃类的运动。

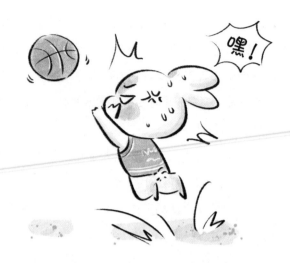

　　推荐以上几类运动不是没有依据的，比如上文中那个 4 岁小姑娘还有个姐姐，姐姐过去一年的生长速度非常惊人，一年增长了 9.5 cm！其中很大一部分原因就是她姐姐去年每天坚持跳绳 1000 个，早晚各 500。所以千万不要小看运动的影响！适当的运动能帮孩子滋补肾气，而且肝主筋，脾主四肢，运动对肝、脾也有好处。

　　不过运动的时候要注意下面几点：

　　1. 外出做好防寒防风工作，尤其要护好大椎穴、天突穴，避免风寒感冒。

　　2. 避免在日光下暴晒，防止晒伤或中暑。

　　3. 及时擦干汗液，避免外湿，发生皮肤病。

　　4. 不要过量运动 / 过度流汗。

　　"微汗养阳，大汗损阳。"过量运动不仅不能生发阳气，反而会损失阳气，不利于孩子的生长发育。

　　第五：运化好（脾胃运化功能要好）。

画重点，这里说的不是营养好，而是运化好。

拿医案来说吧，孩子5岁，妈妈带她来看中医，主要是想治疗孩子的便秘，孩子从小就有便秘，基本2～3天拉一次，每次拉得很少，而且大便很黏，有时候前干后黏（脾虚生湿，大便黏，大便里水分多，就是脾虚的表现）。另外孩子5岁才15kg，四肢很瘦很瘦，孩子运动的时候也没有力气，身高才刚刚达标。5岁的女孩标准体重应该在20kg左右。便秘会影响她的胃口，脾虚会让她吃下去的东西不消化，不能运化成营养，这两个因素加在一起，孩子怎么长高高、长肉肉？

脾主肌肉主四肢，四肢瘦弱又是脾虚的典型症状之一。孩子还容易感冒，有鼻窦炎，经常眼睛痒，皮肤干燥，掉发偏多。脾虚，土不生金，肺卫之气虚弱，肺主皮毛，所以皮肤干，掉发多。肺卫之气虚弱当然免疫力差，故容易感冒，易得鼻窦炎、过敏性结膜炎。

我们再来看看下图这个孩子的舌头，舌头颜色淡，舌体胖大，所以是阴虚内热导致了便秘吗？绝对不是，而是脾虚导致了便秘。

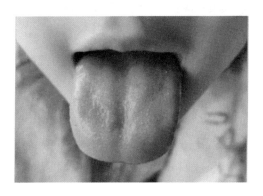

脾胃是后天之本，是气血生化之源。这个孩子的所有问题都是由脾虚运化无力导致的。这时候如果只是用通便药去治便秘有用吗？那

只是治标，治本还是要从消积开胃助运化入手。最后整个方子我没有用任何一味通便药，反而整个思路看上去是在帮她止泻。7 贴之后，这个孩子便秘从 2～3 天一次改善到 1～2 天一次了，胃口也好了很多。

相比西医，中医更宏观，更以人为本。中医更关注你吃下去的东西多少能被脾胃消化，多少能转化成孩子身体需要的营养。

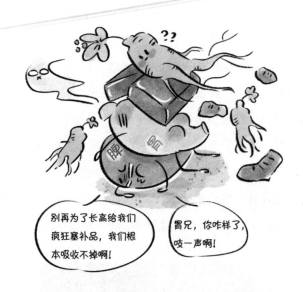

别再为了长高给我们疯狂塞补品，我们根本吸收不掉啊！

胃兄，你咋样了，吱一声啊！

如今的孩子早就不会营养不良了，反而容易营养过剩。很多家长告诉我，他们的宝宝只吃肉，然后个子长得又小又矮，为什么？脾虚不消化啊，整天反复在积食。我一直给家长强调"反馈式喂养"这个概念，即"均衡膳食＋食不过量"。什么叫均衡膳食？

通过下面的图表，我们可以看到奶类、豆制品、肉鱼蛋、蔬菜、谷类、薯类都要吃，一个都不能少。想要孩子长高，家长首先需要做到的是让孩子不挑食。其次，就是食不过量，也就是避免积食。不过这点说起来容易做起来难，因为来看病的孩子，十有八九都有积食问题。

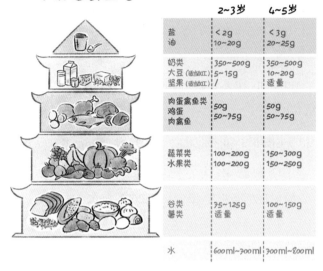

	2~3岁	4~5岁
盐 油	<2g 10~20g	<3g 20~25g
奶类 大豆(适当加工) 坚果(适当加工)	350~500g 5~15g /	350~500g 10~20g 适量
肉蛋禽鱼类 鸡蛋 肉禽鱼	50g 50~75g	50g 50~75g
蔬菜类 水果类	100~200g 100~200g	150~300g 150~250g
谷类 薯类	75~125g 适量	100~150g 适量
水	600ml~700ml	700ml~800ml

中国学龄前儿童平衡膳食宝塔

我经常说，如果肾（先天遗传）是地基，那脾胃（后天喂养）就是建筑材料。地基难以改变，但建筑材料可以选择，所以后天的喂养非常关键，这就得靠家长平时的观察。

如果你家孩子出现以下问题，那十有八九代表积食＋脾胃虚弱：

1.食欲/腹部：腹胀、厌食、反酸。

2.睡眠：打呼噜、频繁翻身。

3.大便：拉稀、便秘、完谷不化。

4.嘴巴异味：口臭。

5.舌苔：厚腻。

总而言之，能让孩子长高只有下面这五个秘诀：运化好，睡得好，运动好，心情好，不生病。

图书在版编目（CIP）数据

让孩子吃饭香、睡眠好、少生病 /（加）米医生著
. -- 北京：中国友谊出版公司, 2023.4
ISBN 978-7-5057-5591-8

Ⅰ.①让… Ⅱ.①米… Ⅲ.①中医儿科学 – 护理学
Ⅳ.① R248.4

中国版本图书馆 CIP 数据核字（2022）第 219674 号

著作权合同登记号　图字：01-2022-6803 号

书名	让孩子吃饭香、睡眠好、少生病
作者	［加］米医生
出版	中国友谊出版公司
发行	中国友谊出版公司
经销	新华书店
印刷	北京盛通印刷股份有限公司
规格	880×1230 毫米　32 开
	9.375 印张　180 千字
版次	2023 年 4 月第 1 版
印次	2023 年 4 月第 1 次印刷
书号	ISBN 978-7-5057-5591-8
定价	58.00 元
地址	北京市朝阳区西坝河南里 17 号楼
邮编	100028
电话	（010）64678009